U0364340

中国医学临床百家

白文佩　秦丽华 / 主编

围绝经期基础与临床
白文佩 2020 观点

科学技术文献出版社
SCIENTIFIC AND TECHNICAL DOCUMENTATION PRESS

·北京·

图书在版编目（CIP）数据

围绝经期基础与临床白文佩2020观点 / 白文佩，秦丽华主编. —北京：科学技术文献出版社，2020.3（2021.1重印）

ISBN 978-7-5189-6479-6

Ⅰ.①围… Ⅱ.①白… ②秦… Ⅲ.①绝经期综合征—防治 Ⅳ.① R711.51

中国版本图书馆 CIP 数据核字（2020）第 034786 号

围绝经期基础与临床白文佩2020观点

策划编辑: 张 旭　责任编辑: 李 丹 张 旭　责任校对: 张永霞　责任出版: 张志平

出 版 者	科学技术文献出版社	
地 　 址	北京市复兴路15号　邮编　100038	
编 务 部	(010) 58882938，58882087（传真）	
发 行 部	(010) 58882868，58882870（传真）	
邮 购 部	(010) 58882873	
官 方 网 址	www.stdp.com.cn	
发 行 者	科学技术文献出版社发行　全国各地新华书店经销	
印 刷 者	北京虎彩文化传播有限公司	
版 　 次	2020 年 3 月第 1 版　2021 年 1 月第 4 次印刷	
开 　 本	710×1000　1/16	
字 　 数	78千	
印 　 张	8.75　彩插16面	
书 　 号	ISBN 978-7-5189-6479-6	
定 　 价	98.00元	

编委会

主　编：白文佩　秦丽华

副主编：崔广霞　毛乐乐　王子君

　　　　孙　宇　杨慕坤　王文娟

编　者（按姓氏拼音排序）：

　　　　白　芸　白文佩　陈　醒　崔广霞　刁　嚣

　　　　姜　海　李俊磊　李晓莲　毛乐乐　秦丽华

　　　　孙　宇　孙加鑫　王文娟　王子君　席思思

　　　　杨慕坤　张　婧　章静菲　朱灵平

序
Preface

韩启德

　　欧洲文艺复兴后，以维萨利发表《人体构造》为标志，现代医学不断发展，特别是从 19 世纪末开始，随着科学技术成果大量应用于医学，现代医学发展日新月异，发生了根本性的变化。

　　在过去的一个世纪里，我国现代化进程加快，现代医学也急起直追。但由于启程晚，经济社会发展落后，在相当长的时期里，我国的现代医学远远落后于发达国家。记得 20 世纪 50 年代，我虽然生活在上海这个最发达的城市里，但是母亲做子宫切除术还要到全市最高级的医院才能完成；我患猩红热继发严重风湿性心包炎，只在最严重昏迷时用过一点青霉素。20 世纪 60—70 年代，我从上海第一医学院毕业后到陕西农村基层工作，在很多时候还只能靠"一根针，一把草"治病。但是改革开放仅仅 30 多年，我国现代医学的发展水平已经接近发达国家。可以说，世界上所有先进的诊疗方法，中国的医生都能做，有的还做得更好。更为可喜的是，近年来我国医学界开始取得越来越多的原创性成果，在某些点上已经处于世界领先地位。中国医生已经不再盲从发达国家的疾病诊疗指南，而能根据我们自己的经验和发现，根据我国自己的实际情况制定临床标准和规范。我们越来越有自己的东西了。

要把我们"自己的东西"扩展开来，要获得越来越多"自己的东西"，就必须加强学术交流。我们一直非常重视与国外的学术交流，第一时间掌握国外学术动向，越来越多地参与国际学术会议，有了"自己的东西"也总是要在国外著名刊物去发表。但与此同时，我们更需要重视国内的学术交流，第一时间把自己的创新成果和可贵的经验传播给国内同行，不仅为加强学术互动，促进学术发展，更为学术成果的推广和应用，推动我国医学事业发展。

　　我国医学发展很不平衡，经济发达地区与落后地区之间差别巨大，先进医疗技术往往只有在大城市、大医院才能开展。在这种情况下，更需要采取有效方式，把现代医学的最新进展以及我国自己的研究成果和先进经验广泛传播开去。

　　基于以上考虑，科学技术文献出版社精心策划出版《中国医学临床百家》丛书。每本书涵盖一种或一类疾病，由该疾病领域领军专家撰写，重点介绍学术发展历史和最新研究进展，并提供具体临床实践指导。临床疾病上千种，丛书拟以每年百种以上规模持续出版，高时效性地整体展示我国临床研究和实践的最高水平，不能不说是一个重大和艰难的任务。

　　我浏览了丛书中已经完稿的几本书，感觉都写得很好，既全面阐述有关疾病的基本知识及其来龙去脉，又介绍疾病的最新进展，包括笔者本人及其团队的创新性观点和临床经验，学风严谨，内容深入浅出。相信每一本都保持这样质量的书定会受到医学界的欢迎，成为我国又一项成功的优秀出版工程。

　　《中国医学临床百家》丛书出版工程的启动，是我国现代医学百年进步的标志，也必将对我国临床医学发展起到积极的推动作用。衷心希望《中国医学临床百家》丛书的出版取得圆满成功！

是为序。

作者简介

白文佩，主任医师，教授、博士研究生导师，北京世纪坛医院妇产科主任。专长于妇科，首创"更年期综合管理一日门诊"，开设"更年期综合管理培训班"，为国家更年期保健特色专科带头人。获多项国家自然科学基金、首都医学发展基金资助，发表 SCI 论著 30 余篇、中文核心期刊论著百余篇。获首届"全国妇幼健康科学技术奖"，自然科学奖二等奖，2017 年度北京大学医学部教学优秀奖，为 2018 年度全国住院医师规范化培训优秀专业基地主任，所带领的妇科内分泌及微创团队荣获《健康报》2017 年度顶级学科宣传团队。

兼任北京中西医结合学会更年期专业委员会主任委员，中华医学会生殖医学分会委员，中华预防医学会妇女保健分会更年期保健学组委员，中华医学会科学普及分会北京分会委员，中国医师协会妇产科分会委员，国家卫生健康委员会妇幼司 2015—2016 年"妇幼健康中国行"活动巡讲团专家，国家卫生健康委员会四级腔镜培训师，《中国妇产科临床杂志》《中国临床药理学杂志》《国际妇产科杂志》等编委。

秦丽华，博士，教授，北京大学医学部解剖学系科研主任。

教育经历：1982年9月—1987年7月在青岛大学获得医学学士学位。1987年9月—1990年7月在青岛大学获硕士学位。1997年9月—2001年6月在北京大学医学部获得神经解剖学博士学位。2001年9月—2005年3月在美国匹兹堡大学和费城儿童医院做博士后研究。

工作经历：1990年9月—1997年10月北京大学医学部解剖学系任助教、讲师。1997年10月—2001年9月任北京大学医学部解剖学系副教授。2018年8月至今任北京大学医学部解剖学系教授。2005年回国至今，从事骨形态发生蛋白对脑发育和缺血、缺氧性神经细胞损伤保护作用的研究，同时与首都医科大学附属北京世纪坛医院妇产科白文佩主任合作研究5-HT通路在更年期潮热中的作用。

获得基金项目：为2015年国家自然科学基金面上项目"围绝经期蓝斑去甲肾上腺素通路异常的分子生物学机制"（基金号81571399）课题负责人，2015年北京市自然科学基金面上项目"去甲肾上腺素在围绝经期潮热中的作用机制"（基金号7162095）课题负责人，2018年国家自然科学基金面上项目"围绝经期蓝斑去甲肾上腺素通路异常的分子生物学机制"（基金号81873818）课题负责人。

前 言
Foreword

围绝经期是妇女从生殖功能旺盛状态过渡到非生殖期的年龄阶段，亦是女性必经的生理过程。目前，我国围绝经期妇女已达 1.2 亿人，居发展中国家首位。据估计，到 2030 年我国 50 岁以上的妇女人数将增加到 2.8 亿。在围绝经期阶段，伴随着卵巢的衰老，约 70% 的围绝经期妇女会出现由性激素变化引起的潮热、失眠、情绪波动、骨关节痛、头痛、头晕、心悸、听力下降、血压波动、皮肤蚁走感、性交痛、泌尿系和阴道感染、高脂血症、盆底功能障碍等百余种症状，总称为围绝经期综合征。上述症状可持续 3 ~ 5 年时间，有人甚至持续 10 年时间，严重影响了围绝经期女性的生活质量。

本团队一直致力于围绝经期相关的基础与临床研究，本书汇总了团队成员发表的论著，分为基础研究和临床研究两个部分，包括潮热的发生机制研究、听力损伤的机制研究、血浆蛋白功能的变化研究、唾液腺功能变化及机制研究、围绝经期综合征流行病学调查、围绝经期健康管理等，以期读者能更好地理解围绝经期综合征，并为围绝经期综合征的治疗提供新思路。本书为"北京市自然科学基金资助项目（Beijing Natural Science Foundation，7202075)"成果。

目 录
Contents

围绝经期基础研究

1. 去甲肾上腺素在围绝经期潮热的发生过程中发挥重要作用

围绝经期综合征是由于卵巢功能减退，雌激素、孕激素分泌下降引起的一系列症状，其中发生频率最高就是潮热，潮热夜间发作频繁，且严重干扰睡眠，影响精神状态及患者的生活质量，因此避免和减轻围绝经期潮热的发生值得关注。然而，目前潮热的发生机制尚不明确，普遍认为其发生是由于下丘脑视前区（preoptic area，POA）体温调节中枢功能紊乱，进而引起机体产热、散热功能障碍。潮热发生时常伴有循环中激素和神经递质的改变。研究提示围绝经期雌激素撤退可能是诱发潮热的初始环节，低雌激素可能通过作用于去甲肾上腺素（norepinephrine，NE）等神经递质来调控体温调节中枢的功能，从而引发潮热。

（1）围绝经期下丘脑视前区温度敏感神经核团细胞活跃度下降，温度敏感范围缩窄

不同温度刺激和同一温度刺激下，下丘脑体温调节主要核团（MnPO、VLPO、VMPO、MPA、PVN、SO 和 AH）表达 c-Fos 蛋白阳性细胞密度去卵巢组均明显低于对照组。用雌激素治疗后，去卵巢组这些核团的阳性细胞密度增高，接近或超过对照组，提示雌激素可能通过作用于下丘脑神经核团起到治疗围绝经期症状的效果。同时说明，卵巢切除后雌激素水平降低，下丘脑体温调节主要核团冷、热温度敏感范围均明显变窄，细胞活跃数量和程度也明显降低（表 1-1），提示卵巢切除后雌激素水平降低，下丘脑体温调节中枢温度敏感神经元对温度的敏感性降低，对外界环境的适应能力下降，这或许能解释在外界温度变化较大时，围绝经期妇女更易发生潮热的现象，为围绝经期潮热发生的机制提供了初步有力的证据，戊酸雌二醇治疗后可明显改善上述情况。同时利用膜片钳全细胞记录新鲜脑切片下丘脑视前区神经元的细胞放电情况，成功将其分类，用荧光黄标记的三种不同温度敏感神经元形态不同（图 1-1）。

表 1-1　下丘脑视前区核团 c-Fos 阳性细胞温度敏感范围

核团	c-Fos 阳性细胞温度敏感范围	假手术组	去卵巢组
MnPO	冷敏范围	10 ～ 25℃	4 ～ 10℃
	热敏范围	25 ～ 33℃	＞ 38℃
VLPO	冷敏范围	10 ～ 25℃	10 ～ 25℃

续表

核团	c-Fos 阳性细胞温度敏感范围	假手术组	去卵巢组
MPA	热敏范围	33～38℃	25～38℃
	冷敏范围	＜4℃	10～25℃
VMPO	热敏范围	＞33℃或接近38℃	25～33℃
	冷敏范围	＜4℃	＜4℃
LPO	热敏范围	33～38℃	＞38℃
	冷敏范围	10～25℃	10～25℃
	热敏范围	25～38℃	25～28℃

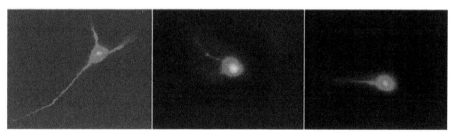

从左至右分别是热敏神经元、冷敏神经元和温度不敏感神经元。

图 1-1　下丘脑视前区温度敏感神经元形态（40×）

（2）围绝经期蓝斑区雌激素受体 α、雌激素受体 β 表达降低，雌激素受体 GPR30 未见明显变化

雌激素受体包括两大类：一是经典的核受体，包括雌激素受体 α（estrogen receptor α，ERα）和雌激素受体 β（estrogen receptor β，ERβ），它们位于细胞核内，介导雌激素的基因型效应，即通过调节特异性靶基因的转录而发挥"基因型"调节效应；二是膜性受体，包括经典核受体的膜性成分，以及属于 G 蛋白偶联雌激素受体 1（G protein-coupled estrogen receptor 1，GPER1）、G 蛋

白偶联受体 30（G protein-coupled receptor 30，GPR30），它们介导快速的非基因型效应，通过第二信使系统发挥间接的转录调控功能。免疫印迹实验的定量结果显示，去卵巢组（OVX）蓝斑区 ERα 和 ERβ 的表达较对照组显著下降，戊酸雌二醇组（OVX+E₂）的表达较去卵巢组增高，且与对照组（SHAM）的表达水平无显著差异。蓝斑区 GPR30 的表达未见明显变化（图 1-2）。

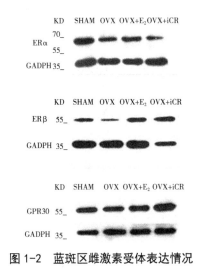

图 1-2　蓝斑区雌激素受体表达情况

（3）围绝经期蓝斑区去甲肾上腺素合成、降解、再摄取过程发生变化，导致其释放量随之减少

去甲肾上腺素合成的最后一步在神经元囊泡内进行，多巴胺 β 羟化酶（dopamine β-hydroxylase，DβH）是去甲肾上腺素的特异性标志物，可间接反映其含量。重摄取是中枢神经系统单胺类递质失活的最主要方式，突触前膜对去甲肾上腺素的特异性重摄取依赖于突触前膜上特异性的蛋白去甲肾上腺素转运体

(norepinephrine transporter，NET)。去甲肾上腺素失活的另一种方式是被酶降解，降解是儿茶酚胺失活的最终步骤。经 NET 重摄取进入突触前膜内的去甲肾上腺素，部分被再次摄取进入囊泡内储存，大部分则被胞质内的单胺氧化酶 A（monoamine oxidase A，MAOA）和儿茶酚胺氧位甲基转移酶（catechol-omethyltransferase，COMT）降解。低雌激素状态下，蓝斑区去甲肾上腺素能神经元内去甲肾上腺素合成酶 DβH 和降解酶 MAOA、COMT 表达均下降，再摄取转运体 NET 表达升高，最终导致蓝斑区去甲肾上腺素释放量减少，雌激素可纠正上述异常变化（图1-3）。另外，DβH 可与 ERα 和 ERβ 共定位（图1-4）。以上结果提示雌激素可影响蓝斑去甲肾上腺素的代谢过程，低雌激素状态引起蓝斑去甲肾上腺素含量下降，是蓝斑区去甲肾上腺素能神经元去甲肾上腺素合成和降解减弱、再摄取增强综合作用的结果。

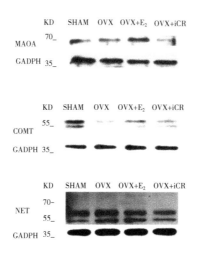

图 1-3　蓝斑区去甲肾上腺素合成、降解、再摄取关键酶表达

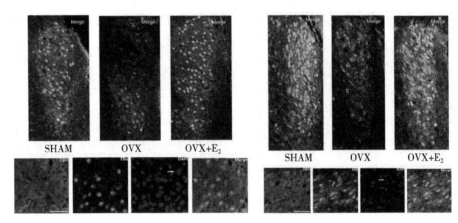

图 1-4　蓝斑区 DβH 与 ERα（左）和 ERβ（右）共定位情况（彩图见彩插 1）

（4）围绝经期下丘脑视前区肾上腺素 α₁ 受体及去甲肾上腺素能神经纤维减少，去甲肾上腺素及其代谢产物浓度降低

下丘脑视前区是体温调节中枢所在的区域，其功能直接影响机体体温的调控变化。低雌激素状态下，大鼠下丘脑视前区主要核团 MnPO、MPA、VMPO、VLPO 和 LPO 的 DβH 阳性神经纤维平均光密度均显著降低，它们的肾上腺素 α₁ 受体与 ERα 阳性神经元数量也显著减少，雌激素可纠正上述异常变化。向 VMPO 注射逆行示踪剂 CTB 后，检测到蓝斑神经元有示踪剂 CTB 存在（图 1-5）。另外，低雌激素状态下，微透析收集下丘脑视前区 MPA 核团透析液，通过高效液相色谱法分析显示去甲肾上腺素代谢物 DHPG 降低 30%（图 1-6）。

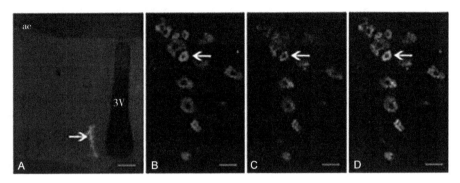

向下丘脑视前区 VMPO 核团注射逆行示踪剂 CTB（红色，A）后，可在蓝斑观察到有示踪剂的分布（B），同时以 DβH（绿色荧光，C）标记去甲肾上腺素能神经元，发现二者可在蓝斑共定位（D）。

图 1-5　下丘脑 - 蓝斑逆行示踪（彩图见彩插 2）

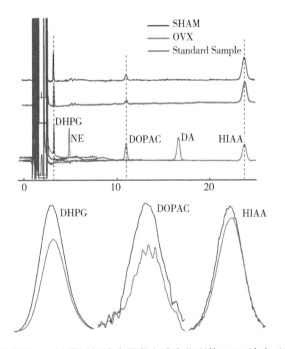

图 1-6　下丘脑视前区 MPA 核团透析液去甲肾上腺素代谢物 DHPG 浓度（彩图见彩插 3）

（5）围绝经期外周血、尿中去甲肾上腺素浓度及代谢过程发生变化

血液中的去甲肾上腺素经儿茶酚胺甲基转移酶的作用，分解代谢为间羟去甲肾上腺素。与原型相比，间羟去甲肾上腺素更能准确反映去甲肾上腺素长期分泌情况，且不受短期分泌的影响，另外间羟去甲肾上腺素血浆的半衰期较原型长，不易产生波动，最终在肾脏经过一系列酶促反应变为香草扁桃酸从尿中排出。去甲肾上腺素这一代谢过程的改变对研究雌激素降低后心血管系统功能的变化具有重要意义。去卵巢后血浆中肾上腺素、间羟肾上腺素含量升高，去甲肾上腺素、间羟去甲肾上腺素含量及尿液中香草扁桃酸的含量均降低（图1-7）。

（6）围绝经期心脏舒张功能、血管舒缩功能紊乱，导致体温调节异常

围绝经期心血管系统的变化之一为心脏结构和功能状态及动脉血压的改变。绝经后女性体内雌二醇水平下降，心脏和外周血管的收缩及舒张功能均有不同程度的受损。与对照组相比，去卵巢组中舒张期左室前壁厚度和左室后壁厚度分别高于对照组1.35倍和1.31倍，而给予雌激素治疗后，只有左室后壁厚度明显降低，恢复至对照组水平，左室前壁厚度未发生显著改变。另外，实验观察到与对照组相比，舒张期左室内径、舒张期左室容积和心率对照组与去卵巢组的比为1.21∶1、1.51∶1、1.24∶1，而给予雌激素治疗后，均有显著升高，恢复至对照组水平。与对照

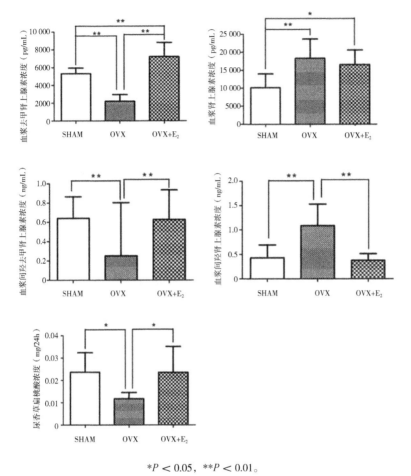

*P < 0.05，**P < 0.01。

图 1-7 外周血、尿中去甲肾上腺素及其代谢物浓度

组相比，去卵巢组中血流量和血流速度分别高于对照组 1.33 倍和 1.54 倍，而给予雌激素治疗后，血流量和血流速度明显降低，恢复至对照组水平。然而，血流量和血流速度在鼠尾部血管则表现出相反的趋势。血流量和血流速度对照组与去卵巢组的比为 1.47 : 1、1.37 : 1，而给予雌激素治疗后，血流量和血流速度明

显升高，恢复至对照组水平。另外，为了观察大鼠爪垫和鼠尾血流分布情况，又进一步对该部位进行了血流成像分析（图1-8）。图像中的颜色代表血流量，红色代表高血流量，蓝色代表低血流量。实验观察到，在爪垫与SHAM组相比，OVX组的血流分布显著升高，而给予雌激素治疗后，血流分布明显降低且恢复至SHAM组水平。相反，在鼠尾与SHAM组相比，OVX组的血流分布显著降低，而给予雌激素治疗后，血流分布明显升高，恢复至SHAM组水平。此外，OVX组大鼠动脉收缩压和舒张压均较SHAM组显著升高，给予雌激素治疗后动脉血压明显降低。

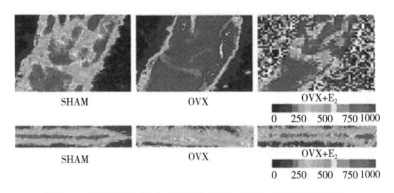

图1-8 大鼠爪垫（上）及尾部（下）血流（彩图见彩插4）

（秦丽华 姜 海 整理）

参考文献

1. Jiang H，Bai W，Wang W，et al.Changes in cardiovascular function based on adrenalin and norepinephrine metabolism in ovariectomized rats.Exp Gerontol，2017，91：15-24.

2. Zhang J, Bai W, Wang W, et al.Mechanisms underlying alterations in norepinephrine levels in the locus coeruleus of ovariectomized rats: Modulation by estradiol valerate and black cohosh.Neuroscience, 2017, 354: 110-121.

3. Wang W, Cui G, Jin B, et al.Estradiol Valerate and Remifemin ameliorate ovariectomy-induced decrease in a serotonin dorsal raphe-preoptic hypothalamus pathway in rats.Ann Anat, 2016, 208: 31-39.

4. Wang W, Bai W, Cui G, et al.Effects of estradiol valerate and remifemin on norepinephrine signaling in the brain of ovariectomized rats.Neuroendocrinology, 2015, 101 (2): 120-132.

5. Wang W, Wang Z, Bai W, et al.Effect of low estrogen on neurons in the preoptic area of hypothalamus of ovariectomized rats.Acta Histochem, 2014, 116 (8): 1259-1269.

6. Hui Z, Xiaoyan M, Mukun Y, et al.Effects of black cohosh and estrogen on the hypothalamic nuclei of ovariectomized rats at different temperatures.J Ethnopharmacol, 2012, 142 (3): 769-775.

7. Ma X, Zhang H, Wang K, et al.Effects of an isopropanolic-aqueous black cohosh extract on central body temperature of ovariectomized rats.J Ethnopharmacol, 2011, 138 (1): 156-161.

2. 5- 羟色胺通路在围绝经期潮热中的作用

（1）体温调节中枢位于下丘脑视前区

体温调节系统是一个非常复杂的神经内分泌系统，它通过调节产热与散热维持体温的相对恒定。体温调节中枢位于下丘脑视前区（preoptic area anterior hypothalamus，PO/AH）。下丘脑视前区有许多温度敏感性神经元，包括热敏神经元和冷敏神经元。其中，热敏神经元在局部组织温度升高时，发放的冲动频率增加。冷敏神经元在局部组织温度降低时，发放的冲动频率增加。Freedman 提出的体温调定点学说是被普遍认同的体温调节机制：下丘脑的体温调节类似恒温器，机体通过某种机制决定体温调定点的水平。当体温高于机体设定的调定点时，产热活动减少，散热活动增强；当体温低于机体设定的调定点时，产热活动增强，散热活动减少。

（2）5-羟色胺通路主要起源于中缝背核，并在下丘脑视前区中广泛投射

5-羟色胺（5-hydroxytryptamine，5-HT）又名血清素，是中枢神经系统内广泛分布的一种神经递质。与体温调节、情绪、疼痛、记忆、食欲、睡眠、性行为等多种生理活动有关。5-HT 能神经元胞体主要位于低位脑干的中缝核内，其上行部分的神经元位于中缝核上部，纤维投射到纹状体、下丘脑、边缘前脑和大脑皮层。雌激素作为一种神经调质，可以调节中枢神经系统 5-HT 通路，增加 5-HT 的合成，减少其降解，提高突触间隙 5-HT 的浓度。围绝经期雌激素水平的下降可以导致 5-HT 水平下降，进而影响正常的生理活动。

（3）大鼠去卵巢后中缝背核和下丘脑视前区 5-HT 染色阳性神经纤维减少，雌激素和黑升麻（莉芙敏）治疗后得到改善

中缝背核是 5-HT 能神经元胞体所在的主要部位。本课题组通过制作雌性 SD 大鼠去卵巢模型模拟低雌激素状态。大鼠分为假手术（SHAM）组、OVX 组、OVX+E_2 组、去卵巢后莉芙敏治疗组（OVX+iCR 组）。使用免疫荧光的方法观察各脑区 5-HT 阳性的神经元，结果如图 2-1、图 2-2 所示，发现去卵巢后中缝背核 5-HT 阳性的神经元数量和 5-HT 的表达均明显减少。视前区腹外侧核和腹正中核的 5-HT 阳性神经纤维数量也显著减少。戊酸雌二醇和莉芙敏治疗 4 周后可逆转上述变化。

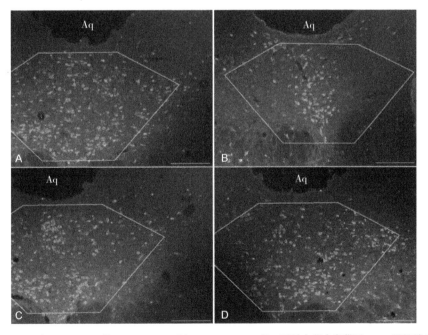

A：SHAM 组；B：OVX 组；C：OVX+E_2 组；D：OVX+iCR 组。可见大鼠去卵巢后 5-HT 阳性神经元减少，戊酸雌二醇和莉芙敏治疗后得到恢复。

图 2-1　低雌激素状态下 5-HT 阳性神经元在中缝背核的分布（彩图见彩插 5）

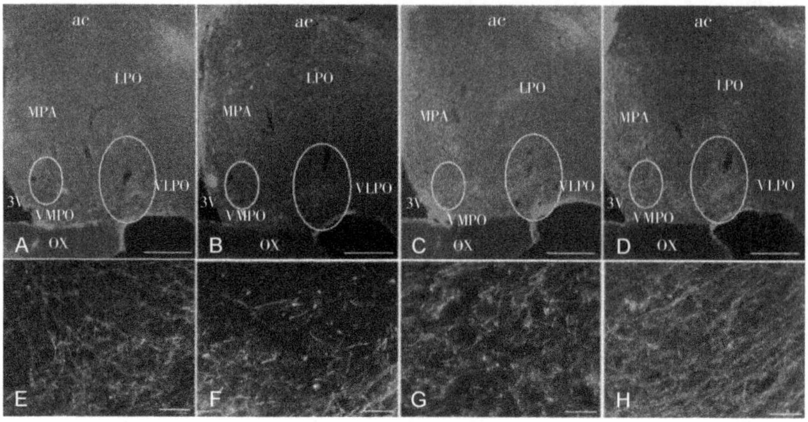

A: SHAM 组；B: OVX 组；C: OVX+E$_2$ 组；D: OVX+iCR 组；E: SHAM 组 VLPO 核团局部放大；F: OVX 组 VLPO 核团局部放大；G: OVX+E$_2$ 组 VLPO 核团局部放大；H: OVX+iCR 组 VLPO 核团局部放大。可见大鼠去卵巢后 5-HT 阳性神经纤维数量减少，雌激素和莉芙敏治疗后得到恢复（VMPO：腹正中核；VLPO：腹外侧核）。

图 2-2　低雌激素状态下 5-HT 阳性神经元在中缝背核的分布（彩图见彩插 6）

（4）5-HT 再摄取抑制剂可用于潮热的治疗

选择性 5-HT 再摄取抑制剂（selective serotonin reuptake inhibitors，SSRI）是一类能够抑制突触前膜 5-HT 再摄取，进而提高突触间隙 5-HT 浓度的药物，临床上主要用于抑郁症的治疗。临床研究发现，潮热妇女血 5-HT 水平显著下降，这与抑郁症的情况类似，且有潮热症状的妇女也可伴有抑郁症状，这有可能是 SSRI 能够缓解潮热症状的机制。此外，SSRI 能抑制 5-HT1A 受体和 5-HT2A 受体的活性，而在低雌激素状态下，5-HT1A 受体和 5-HT2A 受体的活性是升高的，这也可能是 SSRI 治疗潮热的机制之一。目前，临床上使用的 SSRI 主要有帕罗西汀、氟西汀、舍曲林、氟伏沙明、西酞普兰、艾司西酞普兰等药物。

帕罗西汀是 SSRI 中抑制 5-HT 再摄取能力最强的，其起效快，应用也较广泛。2013 年 6 月 28 日，美国食品药品监督管理局（Food and Drug Administration，FDA）批准帕罗西汀用于轻中度潮热的治疗，这是第一个被美国 FDA 批准用于治疗潮热的非激素类药物，推荐小剂量（7.5mg/d）每天睡前服用，与治疗抑郁症的剂量（20 ~ 60mg/d）和服用时间（早晨服用）不同。帕罗西汀可以明显缓解潮热的严重程度，降低发生频率，同时，由于药物使用剂量低，药物的不良反应也较少，也不需要缓慢增加或减少剂量。此外，5-HT 和去甲肾上腺素再摄取抑制剂文拉法辛等也具有与帕罗西汀等药物相似的作用，但该药和其他 SSRI 的作用机制仍需要更多的临床研究加以证实。

（5）大鼠去卵巢后下丘脑视前区 5-HT1A、5-HT2A 受体表达发生改变，雌激素和黑升麻（莉芙敏）治疗后可逆转

本课题组使用 SD 大鼠制作大鼠去卵巢模型。雌性 SD 大鼠分为 SHAM 组、OVX 组、OVX+E_2 组、OVX+iCR 组，每组 40 只。所有大鼠术后恢复 2 周后再用相应药物分别治疗 1 周、2 周、3 周、4 周。制作脑组织冰冻切片行免疫组化法观察各组大鼠下丘脑视前区 5-HT1A 受体和 5-HT2A 受体的表达情况。结果发现，OVX 组 1 ~ 4 周时 PO/AH 5-HT1A 受体阳性细胞数量和吸光度均较同期 SHAM 组增加，莉芙敏和戊酸雌二醇治疗 1 ~ 4 周后 OVX+E_2 组和 OVX+iCR 组大鼠下丘脑视前区室周带表达 5-HT1A 受体阳

性细胞数量和吸光度均较同期 OVX 组减少。下丘脑视前区中间带和外侧区 5-HT2A 受体阳性细胞数量和吸光度，OVX 组大鼠 1 ~ 4 周均较同期 SHAM 组增加，莉芙敏和戊酸雌二醇治疗 1 周和 2 周后 OVX+E$_2$ 组和 OVX+iCR 组较同期 OVX 组增加，治疗 3 周和 4 周后 OVX+E$_2$ 组和 OVX+iCR 组均较同期 OVX 组减少。5-HT1A 受体和 5-HT2A 受体在去卵巢 PO/AH 的表达量均增加，莉芙敏和戊酸雌二醇治疗后 5-HT1A 受体在 PO/AH 的表达量减少，5-HT2A 受体在下丘脑视前区的表达先增多后减少。莉芙敏可能通过调节下丘脑视前区体温调节中枢的 5-HT1A 受体和 5-HT2A 受体表达来缓解围绝经期的潮热症状。

（6）体温调节中枢神经元钙电流受 5-HT1A 受体和 5-HT7 受体调控

PO/AH 区神经元的多种离子通道具有温度敏感性，参与体温调节的过程，电压门控性钙通道就是其中之一。钙通道的开放和关闭可有效调节细胞内外钙离子的浓度，进而触发一系列生物功能。钙离子通道的开放是电压依赖性的，根据激活电压的不同，可将其分为低电压激活（low-voltage-activated，LVA）钙通道和高电压激活（high-voltage-activated，HVA）钙通道。LVA 钙通道激活阈值低，在 −60mV 左右，持续时间短，失活速度快，主要为 T 型钙电流；HVA 钙通道激活阈值高，约在 −30mV 左右，激活时程长，失活缓慢，主要由 L 型、P/Q 型、N 型、R 型等组成。5-HT 通过受体在体温调节的过程中发挥着重要作用，目前 5-HT1A、5-HT1B、5-HT2A、5-HT3、5-HT7 等受体已被证实与体温调节有关，其中 5-HT2A 受体与产热有关，其余受体与散热有关。本课题组通过脑片膜片钳单细胞记录的方法对 PO/AH 神经元钙电流进行记录，并通过加入 5-HT 及其各受体激动剂和拮抗剂观察钙电流的变化，结果发现，5-HT 对 LVA 钙电流无明显作用，但能显著抑制 HVA 钙电流，呈浓度依赖性。加入 5-HT1A 受体激动剂和 5-HT7 受体激动剂后，HVA 钙电流被抑制的程度加剧；加入 5-HT1A 受体阻断剂和 5-HT7 受体阻断剂后，HVA 钙电流被抑制的程度减轻。而 5-HT1B、5-HT2A、5-HT3 受体激动剂和阻断剂均不能显著改变 HVA 钙电流。说明 5-HT 通过 5-HT1A 和 5-HT7 受体抑制 HVA 钙电流，影响 PO/AH 区神经元的功能，导致散热，进而对体温进行调节。而 5-HT 其他受体可能由其他机制对体温进行调节。

（陈　醒　整理）

参考文献

1. Freedman R R.Menopausal hot flashes：mechanisms，endocrinology，treatment. J Steroid Biochem Mol Biol，2014，142（3）：115-120.

2. Wang W，Cui G，Jin B，et al.Estradiol Valerate and Remifemin ameliorate ovariectomy-induced decrease in a serotonin dorsal raphe-preoptic hypothalamus pathway in rats.Ann Anat，2016，208：31-39.

3. 陈醒，白文佩 . 5- 羟色胺受体与潮热关系的研究进展 . 中华妇产科杂志，

2014，49（5）：395-397.

4. 陈醒，白文佩，周应芳. 选择性 5- 羟色胺再摄取抑制剂治疗潮热的研究进展. 中国临床药理学杂志，2016，32（5）：476-478.

5. Orleans R J，Li L，Kim M J，et al.FDA approval of paroxetine for menopausal hot flushes.N Engl J Med，2014，370（19）：1777-1779.

6. Carroll D G，Lisenby K M，Carter T L.Critical appraisal of paroxetine for the treatment of vasomotor symptoms.Int J Womens Health，2015，7（6）：615-624.

7. Chen X，Sun Y，Mao L，et al.5-Hydroxytryptamine inhibits neuronal high-voltage-activated calcium currents in the preoptic anterior hypothalamus via 5-hydroxytryptamine 1A and 7 receptors.Int J Clin Exp Med，2017，10（9）：13089-13099.

3. 绝经对听力的影响及其机制探索

（1）绝经后女性高频听力损失严重

我国已步入老年型社会，听力减退是老年人常见且影响生活质量的一种健康问题。各国调查研究报道，60 岁以上的老年人中超过半数存在听力障碍。听力损失可以导致老年人沟通交流障碍、社会退缩甚至精神抑郁，严重影响老年人的身心健康。而绝经是女性步入老年阶段的重要过渡期，围绝经期常伴随血管舒缩症状、神经精神症状、躯体症状及泌尿生殖道症状，而该阶段女性的听力状况却鲜有人关注。

流行病学资料显示男性高频听力下降始于 30 岁，而女性始于 50 岁，恰与女性平均绝经年龄一致。近年来有学者关注到雌激素及其受体在内耳发育、听力和平衡系统功能维持上具有重要作用。表现在女婴的听觉较男婴更灵敏；先天性卵巢发育不全综合征患者经常伴随着听力问题；听力受卵巢周期的影响，育龄女性在月经期比在排卵期或黄体期具有较差的纯音听阈；女性听力在绝经后的 10 年逐年下降，与同龄未绝经组相比，绝经组听力下降更明显；雌激素补充治疗可能会改善听力。

我们的研究团队在 2016 年进行了一项横断面研究，纳入了 120 名 45 ～ 55 岁的体检健康女性，按年龄匹配将受试者分为绝经组（60 例）和月经规律组（60 例），排除患有耳疾、职业噪声暴露、应用激素治疗者等。对其进行了纯音测听和扩展高频听力测定，发现绝经组各频率听力较月经规律组差，差异体现在右耳气导 4000 Hz、8000 Hz、10000 Hz、12500 Hz、16000 Hz，左耳气导 4000 Hz、12500 Hz、16000 Hz，右耳骨导 4000 Hz、8000 Hz 和左耳骨导 4000 Hz。

（2）血清抗苗勒管激素水平下降和经常佩戴耳机与女性听力损失具有相关性

根据血清抗苗勒管激素（anti-Müllerian hormone，AMH）水平及是否应用激素治疗，将横断面研究的人群分为卵巢功能衰竭组（血清 AMH ＜ 0.01 ng/mL，且在近一年内未进行激素治疗者），以及卵巢功能未衰竭组（血清 AMH ≥ 0.01 ng/mL，并在近一年内未进行激素治疗者）和激素治疗组（近一年内进行激素治疗者）。以问卷调查受试者一般状况，包括年龄、身高、体重、月经状况、生育状况、合并疾病、既往病史、运动饮食情况、围绝经期症状等，并做体格检查。对其进行听力学检查，包括常规纯音测听、扩展高频听力测定及声导抗的检测。同时，进行了血清学的检测，包括 AMH、促卵泡激素（follicle-stimulating hormone，FSH）、黄体生成素（luteinizing hormone，LH）、雌二醇（estradiol，E_2）和睾酮（testosterone，T）。最终纳入 109 名受试者，其中卵巢功能衰竭组 40 例，卵巢功能未衰竭组 48 例，激素治疗组 21 例。结果显示：卵巢功能衰竭组双耳空气传导各频率听力较卵巢功能未衰竭组均下降明显，右耳的扩展高频空气传导（8000 Hz、10000 Hz、12500 Hz 和 16000 Hz）差异有统计学意义。激素治疗组的各频率听力水平较卵巢功能衰竭组均有所改善，但差异仅在 10000 Hz 水平有统计学意义。多因素分析显示卵巢功能衰竭（*OR*=2.624）及经常佩戴耳机（*OR*=3.846）是常规纯音听力（8000 Hz 及以下）损失的主要危险因素。可见保护卵巢功能及减少耳机佩戴可保护女性听力。

本研究样本量较小，激素治疗对听力的影响尚需进一步探讨，如是否也有治疗时间窗的影响等。此外雌激素受体在内耳和脑的表达，可能是卵巢功能影响听力的先决条件，其内在机制值得进一步研究。

（3）雌激素能够减轻大鼠去卵巢后的听力损失

基于临床流行病学的结果，进一步通过动物实验验证了雌

激素对 SD 大鼠的影响。SD 大鼠去卵巢后，分别在第 10 天和第
38 天通过听性脑干反应（auditory brainstem response，ABR）的
纯音（tone burst，TB）测试和畸变耳声发射（distortion product
otoacoustic emission，DPOAE）对听力水平进行检测。以上两种
测试都属于客观测听的方法。ABR-TB 可以检测特定频率的听力
水平。DPOAE 除了检测特定频率，主要检测外毛细胞的功能。
ABR-TB 与 DPOAE 的结果发现：与对照组相比，大鼠去卵巢后
高频听力水平下降明显；DPOAE 的结果提示听力损失的原因可
能是由于外毛细胞功能受到影响（图 3-1）。

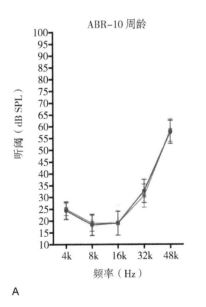

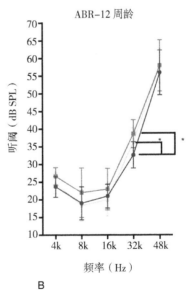

A

B

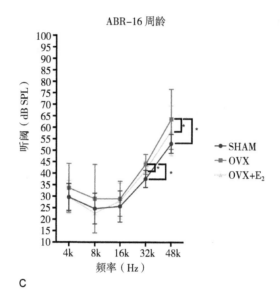

C

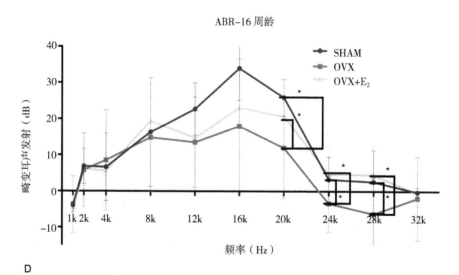

D

ABR- 纯音测听中（A、B、C），OVX 组与 SHAM 组和 OVX+E$_2$ 组大鼠对比。在 10 周、12 周时听力无变化，而 16 周后高频听力存在明显差异（$P < 0.05$）；D：OVX 组，DPOAE 水平随着发射频率升高而减弱，与 SHAM 组和 OVX+E$_2$ 组对比具有明显差异（$P < 0.05$）。*$P < 0.05$。

图 3-1　不同周龄大鼠的纯音频率与畸变耳声发射组间比较（彩图见彩插 7）

（4）雌激素影响外毛细胞马达蛋白 Prestin、耳蜗肌球蛋白 MYO7A 的表达

雌激素可能通过外毛细胞的 Prestin 和 MYO7A 这两种蛋白调控外毛细胞功能。Prestin 蛋白只在外毛细胞上表达，是一种可以直接将细胞膜的电压转换为动力的蛋白。MYO7A 是肌球蛋白，属于细胞骨架蛋白的一种，在耳蜗的内、外毛细胞上均有表达，它可以直接通过核苷三酸磷酸水解的能量改变自身蛋白结构，进而为毛细胞的纤毛摆动提供动力。这两种蛋白都为外毛细胞的纤毛摆动提供能量。

通过基底膜的荧光染色与耳蜗蛋白免疫切迹观察分析毛细胞内两种蛋白的定位与相对定量，与对照组和去卵巢后雌激素补充组相比，去卵巢大鼠组的 Prestin 和 MYO7A 含量降低（$P < 0.01$）。提示，雌激素减少会导致毛细胞两种动力蛋白的表达下降，而雌激素补充会令这两种蛋白含量恢复（图 3-2）。因此提示，雌激素水平下降导致的听力损失，可能是通过对两种蛋白的抑制导致的。

（5）雌激素与抗衰老蛋白 SIRT1 在影响耳蜗内细胞功能方面可能作用于同一通路

SIRT1 是一种高度保守的 NAD+ 依赖的蛋白去乙酰化酶类，参与神经保护、细胞衰老凋亡、糖脂类代谢及氧化应激（oxidative stress，OS）等过程。而 SIRT1 或 SIRT1 激活剂可以抑制 OS 的发生，其机制如下：① SIRT1 可提高抗氧化酶在细胞内的表达，

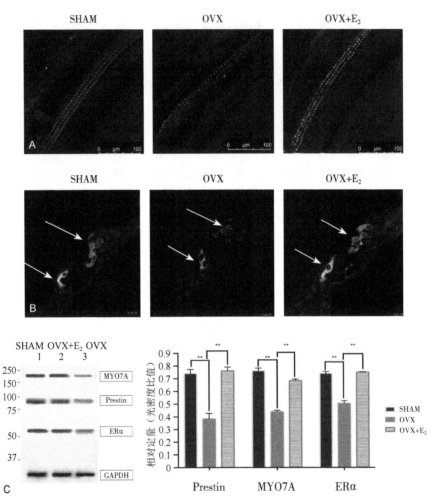

A：ERα 在耳蜗外毛细胞的表达；B：Prestin 和 MYO7A 在毛细胞中的表达，绿色荧光 MYO7A，红色荧光 Prestin；C：ERα、Prestin 和 MYO7A 在耳蜗内相对定量（**$P < 0.01$）。

图 3-2 Prestin 和 MYO7A 在耳蜗内表达位置与相对定量（彩图见彩插 8）

清除多余的活性氧（reactive oxygen species，ROS）；②其去乙酰化可以抑制诱导细胞凋亡的 *p53* 基因转录后修饰，从而控制 OS 的发生；③可抑制细胞核因子 κB（nuclear factor kappa B，NF-κB）亚单位转录，从而减少促炎性表达、减少 ROS 的进一步释放。

　　另一方面，雌激素在某些组织细胞中可以对 SIRT1 进行调控，其抵抗细胞氧化应激状态的机制得到普遍性关注：①体内或体外培养的神经细胞，雌激素都可以通过 ERα 介导 SIRT1 减少其损伤。②脂肪细胞中，雌激素可以令 ERα 在细胞内形成 ERα-shc-IGFR 与 MNAR-ERα-Src 复合体，从而激活 PIK3/Akt/mTOR 信号通路，哺乳动物雷帕霉素靶蛋白（mammalian target of rapamycin，mTOR）通过下游的转录因子调控 SIRT1 的表达，而 SIRT1 过表达，可抑制 PIK3/Akt/mTOR 的激活，形成 mTOR-SIRT1 的单向通路。③乳腺癌细胞中，雌激素或者 ERα 的表达可令乳腺癌细胞中 mTOR 增加，从而刺激 SIRT1 激活，进而抑制细胞凋亡，导致乳腺癌的发生。本课题组研究中，也发现雌激素水平下降会导致耳蜗内 SIRT1 的含量减少（图 3-3）。因此考虑雌激素可能是通过对耳蜗内 SIRT1 的调控，从而影响听力水平。这可能是绝经导致女性听力下降加重的原因。

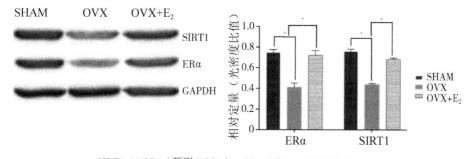

SIRT1-110kDa（预测 81kDa）；ERa-68kDa；GAPDH-42kDa。

图 3-3　OVX 组与 SHAM 组和 OVX+E$_2$ 组的 SIRT1 均有显著差异（*$P < 0.05$）

（章静菲　刁　翯　整理）

参考文献

1. Cherko M，Hickson L，Bhutta M.Auditory deprivation and health in the elderly. Maturitas，2016，88：52-55.

2. Snihur A W，Hampson E.Sex and ear differences in spontaneous and click-evoked otoacoustic emissions in young adults.Brain Cogn，2011，77（1）：40-47.

3. Hederstierna C，Hultcrantz M，Rosenhall U.Estrogen and hearing from a clinical point of view：characteristics of auditory function in women with Turner syndrome.Hear Res，2009，252（1-2）：3-8.

4. Al-Mana D，Ceranic B，Djahanbakhch O，et al.Alteration in auditory function during the ovarian cycle.Hear Res，2010，268（1-2）：114-122.

5. Svedbrant J，Bark R，Hultcrantz M，et al.Hearing decline in menopausal women——a 10-year follow-up.Acta Otolaryngol，2015，135（8）：807-813.

6. Caruso S，Maiolino L，Agnello C，et al.Effects of patch or gel estrogen therapies on auditory brainstem response in surgically postmenopausal women：a prospective，randomized study.Fertil Steril，2003，79（3）：556-561.

7. 张汀樾，章静菲，余力生，等 . 绝经前后女性听力变化相关因素分析 . 中国妇产科临床杂志，2017，18（4）：324-327.

8. Zhang J，Zhang T，Yu L，et al.Effects of ovarian reserve and hormone therapy on hearing in premenopausal and postmenopausal women：A cross-sectional study. Maturitas，2018，111：77-81.

9. Tang Z H，Chen J R，Zheng J，et al.Genetic correction of induced pluripotent stem cells from a deaf patient with MYO7A mutation results in morphologic and

functional recovery of the derived hair cell-Like cells.Stem Cells Transl Med，2016，5（5）：561-571.

10. Wang Y Q，Cao Q，Wang F，et al.SIRT1 protects against oxidative stress-induced endothelial progenitor cells apoptosis by inhibiting FOXO3a via FOXO3a ubiquitination and degradation.J Cell Physiol，2015，230（9）：2098-2107.

11. Yi J，Luo J.SIRT1 and p53，effect on cancer，senescence and beyond.Biochim Biophys Acta，2010，1804（8）：1684-1689.

12. Guo J M，Shu H，Wang L，et al.SIRT1-dependent AMPK pathway in the protection of estrogen against ischemic brain injury.CNS Neurosci Ther，2017，23（4）：360-369.

13. Yousefi H，Alihemmati A，Karimi P，et al.Effect of genistein on expression of pancreatic SIRT1，inflammatory cytokines and histological changes in ovariectomized diabetic rat.Iran J Basic Med Sci，2017，20（4）：423-429.

14. Elangovan S，Ramachandran S，Venkatesan N，et al.SIRT1 is essential for oncogenic signaling by estrogen/estrogen receptor α in breast cancer.Cancer Res，2011，71（21）：6654-6664.

15. Moore R L，Faller D V.SIRT1 represses estrogen-signaling，ligand-independent ERα-mediated transcription，and cell proliferation in estrogen-responsive breast cells.J Endocrinol，2013，216（3）：273-285.

4. 围绝经期血浆功能蛋白质表达发生变化

目前临床上对于围绝经期综合征，主要是根据性激素化验结果和各种围绝经期症状评分量表（如 Kupperman 评分）等做出诊断和评估。这些方法只能从激素水平反映绝经的状态，从主观症状上反映围绝经期综合征的严重程度，因此现有的诊断方法是主观、非特异且不全面的，这些问题严重制约着围绝经期相关疾病的早期诊断和治疗。基于此原因，目前迫切需要一个敏感且特异的标准化测试，以在绝经早期识别绝经相关疾病的高风险人群，并对其进行早期干预，延缓甚至阻止疾病的发生。利用外周血来反映绝经者体内发生的变化具有众多优点，首先血液标本的获取十分便捷，其次由于围绝经期这一过程涉及全身多系统的改变，血液中蛋白质的来源几乎与所有细胞、组织、器官有关，因此可直接反映机体的病理生理状态，并可为揭示新的病理网络和挖掘潜在的疾病生物标志物提供重要的线索。先前的研究表明，血液蛋白质组可能包含对围绝经期临床工作具有指导意义的生物标志物，但是这些研究主要关注的是围绝经期中某个具体的症状或者一类疾病如围绝经期骨质疏松，在蛋白质水平的变化，但未从整体的角度对机体在围绝经期这一过程中发生的各种变化，特别是去甲肾上腺素代谢及心血管功能调控相关功能蛋白质，给予足够深入的研究和关注。

（1）围绝经期血浆 35 种蛋白质功能表达发生变化

蛋白质组学结果显示，血浆中共有 6528 个肽段被质谱鉴定出来，其中唯一肽段有 5404 个，与之相对应的蛋白质总数为 944 个。差异蛋白质在 SHAM 组、OVX 组和 OVX+E_2 组之间的差异倍数根据串联质量标签（Tandem Mass Tag™，TMT）报告子的组间比率决定，符合表达差异倍数大于 1.2 倍（上调、下调）且 $P <$ 0.05 筛选标准的蛋白质视为差异表达蛋白质。OVX 组 /SHAM 组、OVX+E$_2$ 组 /OVX 组、OVX+E$_2$ 组 /SHAM 组之间进行两两比较，差异表达蛋白质分别为 121 个（上调 36 个、下调 85 个）、117 个（上调 69 个、下调 48 个）和 109 个（上调 41 个、下调 68 个）。应用"优化筛选标准"，即差异仅发生于 OVX 组 /SHAM 组和 OVX+E$_2$ 组 /OVX 组中，且变化趋势相反，在 OVX+E$_2$ 组 / SHAM 组中不表现出差异，对上述蛋白质进一步筛选产生"最优差异表达蛋白质"共 35 个（表 4-1），其中去卵巢后上调，应用雌激素后可纠正的蛋白有 15 个，差异倍数位居前五的分别是：14-3-3 protein theta、Alpha-2-macroglobulin、Lachrymal protein、Osteopontin、Pituitary homeobox 3；去卵巢后下调，应用雌激素后可纠正的蛋白有 20 个，差异倍数位居前五的分别是：Carboxylic ester hydrolase、LRRGT00075、Protein LOC100359978、Protein Plekha2、Leukemia inhibitory factor receptor。

表 4-1　血浆最优差异表达蛋白质

蛋白质编号	蛋白质名称	P
P68255	14-3-3 protein theta	0.017517926
Q6LDG8	Alpha-2-macroglobulin（Fragment）	0.045054918
Q5I1B6	Lachrymal protein	0.02130111
P08721	Osteopontin	0.025041791

续表

蛋白质编号	蛋白质名称	P
D3ZT94	Pituitary homeobox 3	0.712594589
G3V928	Protein Lrp1	0.000726163
B2RZA9	Ube2l3 protein	0.005897523
A0A0G2K2E4	Peptidyl-prolyl cis-trans isomerase	0.009239992
Q5XI73	Rho GDP-dissociation inhibitor 1	0.01455677
P31044	Phosphatidylethanolamine-binding protein 1	0.003072836
A0A0G2KAJ7	Collagen alpha-1 （XII） chain	0.01945874
P46462	Transitional endoplasmic reticulum ATPase	0.016531495
P04550	Parathymosin	0.005981352
F1M2D6	Synaptojanin-2	0.002669314
F1LQN3	Reticulon	0.000765987
D3ZGK7	Carboxylic ester hydrolase	0.040574328
Q6TUG9	LRRGT00075	0.024205903
F1LWD1	Protein LOC100359978	0.046442379
F1LXA9	Protein Plekha2	0.004040829
G3V7K2	Leukemia inhibitory factor receptor	0.048052518
G3V6R5	Sulfite oxidase	0.046613386
P20767	Ig lambda-2 chain C region	0.00629376
P01681	Ig kappa chain V region S211	0.006302727
Q5RJL5	Ghr protein	0.020542112
F8SQR6	Immunglobulin heavy chain variable region （Fragment）	0.042807418
D3ZJW6	RCG21066	0.005849287

续表

蛋白质编号	蛋白质名称	P
Q5M842	IgG-2a protein	0.01820955
A0N4E8	Productively rearranged V-lambda-2（Fragment）	0.033730125
Q4VBH1	Ighg protein	0.000675295
F1LTN6	Protein Igkv6-20	0.002493584
A0A0G2K0Q7	Protein MLCK	0.038082938
Q03626	Murinoglobulin-1	0.021678266
O35803	Tyrosine-protein kinase（Fragment）	0.021755236
P02651	Apolipoprotein A-Ⅳ	0.037684721
D4A0Q1	Protein Lin28b	0.026838501

（2）围绝经期血浆差异表达功能蛋白质主要功能富集于蛋白质连接、细胞和单有机体过程

基因本体（gene ontology，GO）数据库是一个国际通用的标准化基因功能分类系统，能够全面描述不同基因及其产物的特性。OVX 组 /SHAM 组、OVX+E_2 组 /OVX 组、OVX+E_2 组 / SHAM 组中，差异表达蛋白质（121 个、117 个、109 个）分别对应了 1846 项、1887 项和 1663 项功能注释。二级 GO 注释主要针对蛋白质功能活动的三个主要类别（分子功能、细胞组分和生物学过程）进行分类，且每个蛋白质都被赋予了一个以上的功能注释。随后应用上述"优化筛选标准"，对组间差异蛋白质被赋予的 GO 功能注释进一步分析后发现，在分子功能方面，超过

65%（39 个蛋白）被注释为蛋白结合，其他两个主要的类别为催化活性（10 个蛋白）和酶调节活性（4 个蛋白）。位列前三的细胞组分为细胞（22 个蛋白）、细胞器（17 个蛋白）和大分子复合物（12 个蛋白）。在生物学过程方面，位列前三的分别为单有机体过程（35 个蛋白）、刺激反应（35 个蛋白）和生物调节（33 个蛋白）。差异蛋白质在分子功能、细胞组分和生物学过程方面分别主要注释为蛋白结合、细胞和单有机体过程。

（3）围绝经期血浆差异表达功能蛋白质主要富集的信号通路为 PI3-Akt 通路

不同的蛋白质之间相互影响、相互作用、相互协调，共同执行各项生物学功能，调控与之相关的病理、生理过程。京都基因与基因组百科全书（Kyoto Encyclopedia of Genes and Gnomes，KEGG）分析旨在从生物学通路的角度，分析低雌激素状态下血浆差异蛋白质参与的主要生物学通路和相关调节过程。结果显示，OVX 组 /SHAM 组、OVX+E$_2$ 组 /OVX 组、OVX+E$_2$ 组 /SHAM 组中差异蛋白富集度最高的通路依次为 PI3-Akt 信号通路、EB 病毒感染通路和麻疹信号通路。随后应用上述"优化筛选标准"，对组间差异通路富集到的差异蛋白质进一步分析后发现，因雌激素变化导致的改变最为明显的通路为 PI3-Akt 信号通路，共有 6 个差异蛋白质为该通路中的重要信号分子，其中 5 个已知具体的名称和功能（分别为 14-3-3 protein theta、OPN、GHR、IgG2a、TPK），1 个未知。这些差异蛋白质与蛋白质、蛋白磷酸酶等的结合过程，与细胞核、细胞质、线粒体的单 – 多细胞生物过程密切相关。与此同时，与对照组相比，这些蛋白质大部分在去卵巢后下调，给予雌激素补充治疗后回升至对照组水平。

（4）围绝经期血浆 GLUT4 蛋白发挥重要功能

另一反映蛋白质间相互作用的分析方式为蛋白质相互作用网络分析（PPI 分析），我们通过查询蛋白质相互作用数据库和相关文献，确定鉴定到的蛋白质或差异表达蛋白质之间的相互作用和与之直接作用的其他蛋白质。通过构建以结点（node）和连线（link）表示的蛋白质相互作用网络，可以从不同的角度提取蛋白质的有效信息，得到单个蛋白质无法获得的综合信息。蛋白质互作网络图中差异蛋白以黄色节点显示，连接度高的蛋白质（蓝色节点）可能是影响整个系统代谢或信号转导途径的关键点。PPI 蛋白质相互作用网络分析显示，连接度最高的蛋白是 GLUT4，可与质谱检测到的多个差异蛋白（如 14-3-3 protein theta、VCP、ARHGDIA 等）发生相互作用，提示它可能是影响围绝经期整个系统代谢或信号转导途径的关键点之一。GLUT4（Slc2a4）基因编码的 GLUT4 主要在胰岛素刺激后发挥作用，被称为"胰岛素反应性亚型"。GLUT4 是葡萄糖移出循环系统的主要转运体，是维持机体葡萄糖稳态的关键因素。GLUT4 蛋白水平受激素、代谢及营养状态等影响。雌激素通常通过雌激素受体（ERs、ERα 和 ERβ）产生效应，雌激素受体可以调节 GLUT4 水平，但目前研究中，雌激素刺激对于 GLUT4 表达的影响存在争议。同时，ERβ 可在表观遗传水平调节 GLUT4 的表达。因此，雌激素对于 GLUT4 蛋白表达的影响可能是细胞或组织特异性的。以上证据提示，GLUT4 在围绝经期机体代谢变化中，特别是葡萄糖代谢中，发挥了重要的核心调节作用。

（5）围绝经期血浆差异蛋白中包含调控去甲肾上腺素分泌及具有调节心血管功能的蛋白质

女性超过 50 岁后，心血管疾病患病率明显上升，心脏自主神经系统、心血管调节功能均发生紊乱，易出现潮热、高血压、冠心病等为代表的心血管系统症候群，绝经也被认为是女性特有的心血管危险因素。这种变化可能是随着年龄增大和卵巢功能衰退，雌激素水平下降，对心血管系统的保护作用下降所致。本项研究观察到与 SHAM 组相比，去卵巢后肌球蛋白轻链激酶（myosin light-chain kinase，MLCK）表达量有显著的下调，给予雌激素治疗后得以纠正。肌球蛋白是血管平滑肌的一种收缩蛋白，其调节性肌球蛋白轻链 20（myosin light-chain 20，MLC20）的磷酸化和去磷酸化是血管舒缩调控的终末路径，也是血管舒缩调节机制中信号转导的重要介质，而 MLCK 的主要功能就是对 MLC 进行磷酸化，最终调节血管平滑肌的舒缩活动。MLCK 的表达异常与心血管系统疾病如自发性高血压、动脉粥样硬化、心肌肥大等的发生相关，因此我们推测围绝经期心血管疾病的发生与 MLCK 介导的磷酸化过程密切相关。另外，围绝经期心血管系统的另一重要症状为潮热，潮热是一种以头、面、颈、胸部皮肤发热为主要表现的强烈自我感受，并可伴有出汗、心慌、焦虑、烦躁等自主神经紊乱症状，且在夜间表现较为突出。关于潮热的具体发生机制目前尚不清楚，有研究认为潮热的发生是血管舒缩功能紊乱的结果，而 MLCK 又可调节血管的舒缩活动，可能参与了围绝经期潮热的发生。此外，心血管系统的活动与神经递质（如去甲肾上腺素、肾上腺素等）的变化密切相关。我们在本研究中观察到，与对照组相比，去卵巢后血浆网状蛋白（reticulon，RTN）的表达量有显著的上调，给予雌激素治疗后得以纠正。RTN 是一类广泛存在于动植物、真菌等真核生物的膜蛋白，主要定位于内质网，GO 功能注释结果显示该蛋白可调控儿茶酚胺类物质的分泌及转运等过程。我们在前期工作中发现，大鼠去卵巢后中枢神经系统内下丘脑视前区和蓝斑处去甲肾上腺素的合成、转运、再摄取过程发生异常，导致局部去甲肾上腺素的含量降低，从而影响机体的体温调节，引发潮热。外周血浆中去甲肾上腺素及其代谢产物含量降低，肾上腺素及其代谢产物含量升高，从而导致心血管调节功能紊乱（如心脏舒张功能减退、血压升高、外周血管舒缩功能紊乱等），最终引发潮热、高血压等心血管疾病的发生，且二者之间有强烈的相关性。因此我们推测，RTN 在围绝经期儿茶酚胺类物质介导的心血管调节过程中发挥重要作用，可能参与了围绝经期心血管疾病的发生、发展过程。

综上所述，蛋白质组学研究发现了 35 个重要的差异蛋白质，其主要功能注释为蛋白质结合、细胞和单有机体过程，PI3-Akt 通路在众多信号通路中变化最为明显，GLUT4 作为重要的节点蛋白质调控机体糖代谢等生物学过程。与此同时，在众多差异表达蛋白质中，包括调控儿茶酚胺类物质分泌、转运等一系列过程的重要蛋白质 RTN 和影响血管舒缩功能的重要调控蛋白质 MLCK 等，这些差异蛋白质的异常表达可能在围绝经期心血管疾病的发病过程中发挥一定的作用。本研究结果有助于更好地了解机体在围绝经期发生变化的分子机制，并为围绝经期相关症状和疾病诊断生物标志物的挖掘，以及临床治疗方案的选择提供有价值的线索。

（秦丽华　姜　海　整理）

参考文献

1. Jiang H，Bai W，Wang W，et al.Proteomics in plasma of ovariectomized rats and those exposed to estradiol valerate.J Steroid Biochem Mol Biol，2018，178：1-12.

2. Jiang H，Bai W，Wang W，et al.Changes in cardiovascular function based on adrenalin and norepinephrine metabolism in ovariectomized rats.Exp Gerontol，2017，91：15-24.

3. Wang W，Bai W，Cui G，et al.The effects of estradiol valerate and remifemin on norepinephrine signaling in ovariectomized rat Brain.Neuroendocrinology，2015，101（2）：120-132.

4. Martinsen A，Dessy C，Morel N.Regulation of calcium channels in smooth muscle：new insights into the role of myosin light chain kinase.Channels（Austin），2014，8（5）：402-413.

5. Yang Z，Xing X，Xiao J，et al.China National Diabetes and Metabolic Disorders Study Group.Prevalence of cardiovascular disease and risk factors in the

Chinese population with impaired glucose regulation：the 2007—2008 China national

diabetes and metabolic disorders study.Exp Clin Endocrinol Diabetes，2013，121（6）：

372-374.

5. 黑升麻异丙醇提取物在去卵巢大鼠糖脂代谢中的作用

围绝经期的女性由于雌激素水平下降，体内会出现诸多的代谢问题，包括甘油三酯升高、体重增加、中心性肥胖、糖耐量异常及胰岛素抵抗等。这些异常的代谢问题会使心血管疾病、糖尿病等多种慢性疾病的发病率增高。因此，围绝经期被视为女性健康的转折点，必要的干预措施也变得尤为重要。正常妇女由于体内含有雌激素，雌激素可抑制肝酯酶的活性，使高密度脂蛋白（high density lipoprotein，HDL）分解减少，促进载脂蛋白A1（apolipoprotein A1，apoA1）的合成，上调肝内低密度脂蛋白（low density lipoprotein，LDL）受体，加速清除 LDL，改善脂质代谢。绝经后的女性由于雌激素水平下降会导致脂质代谢的异常，对肝酯酶的抑制作用减退，使 HDL 分解加速，同时清除 LDL 的能力下降，表现为 LDL 升高和 HDL 降低，从而提高心血管疾病的发病风险。

莉芙敏（remifemin）是黑升麻异根茎的异丙醇提取物，每 20 mg 生药提取出 2.5 mg 干燥提取物，其中含有 1 mg 三萜类活性成分。主要成分为三皂苷类、植物甾醇等，不含芒柄花黄素、山奈酚和木黄酮，因此不是植物雌激素。中国《绝经过渡期和绝经后期激素补充治疗临床应用指南（2012版）》推荐，对于不愿意接受激素补充治疗（hormone replacement therapy，HRT）或存在 HRT 禁忌证的妇女可选择其他非激素制剂来治疗绝经症状，如莉芙敏。黑升麻对糖脂代谢作用的研究目前也取得了一些进展，但是黑升麻是否能够改善绝经后女性的糖脂代谢仍然存在一定争议。其中有研究表明，将黑升麻通过灌胃给药作用于 SD 大鼠，2 个月后大鼠体重降低，腹部脂肪减少，同时黑升麻的乙醇提取物 BNO1055 能使甘油三酯（triglyceride，TG）降低、总胆固醇（total cholesterol，TCHO）升高。此外，另一篇关于黑升麻乙醇提取物 BN01055 的研究也显示，CRBNO1055 和 S 片段能够减少关节部位脂肪的沉积和减轻体重，且脂肪的沉积与血清瘦素和胆固醇存在相关性。而且 iCR 具有抗炎的作用且膝关节处脂肪的沉积与关节软骨的大小呈负相关。也有研究表明，对于黑升麻 ZE450 提取物，ZE450 与二甲双胍相比能够减轻体重和减少进食水量，而二甲双胍则无该作用。ZE450 不能改变口服葡萄糖耐量试验（oral glucose tolerance test，OGTT）的最高血糖水平，但是能够延缓血糖的吸收。胰岛素耐受性的实验显示，ZE450 和二甲双胍均能够明显改善胰岛素的耐受性。而在临床试验中，对 351 名有血管舒缩症状的围绝经期和绝经后女性给予黑升麻治疗 3 个月，分别于测量 HDL、LDL、TG、胰岛素及空腹血糖，结果发现黑升麻并不能改善血糖、血脂及胰岛素的水平。本研究组也对黑升麻异丙醇提取物（莉芙敏）是否具有改善绝经后糖脂代谢的问题进行了探讨，方法为将 40 只性成熟的 SD 雌鼠随机分成 SHAM 组、OVX 组、OVX+E$_2$ 组及 OVX+iCR 组，每组 10 只大鼠。除 SHAM 组大鼠外，其余各组均将双侧卵巢切除。待其术后恢复 2 周后，SHAM 组和 OVX 组给予 10 mL/kg 生理盐水灌胃治疗，而 OVX+E$_2$ 组和 OVX+iCR 组分别给予 0.8 mg/kg 的戊酸雌二醇及 60 mg/mL 的黑升麻灌胃治疗 3 个月。期间分别于治疗的第 1 个月、第 2 个月、第 3 个月做 OGTT。并于治疗第 1.5 个月、2.5 个月时做胰岛素耐量试验（insulin tolerance test，ITT）。同时于治疗 3 个月后杀鼠，收集肝脏、脂肪和肌肉等组织。黑升麻和雌激素能够明显改善去卵巢大鼠的体重增加、体脂含量、血清甘油三酯水平、肝脏脂肪的蓄积。而且黑升麻能够很好地改善糖代谢，而雌激素则不能。因此本研究认为黑升麻的确能够改善去卵巢大鼠的糖脂代谢紊乱，且其对糖代谢的改善作用要优于雌激素。

（1）大鼠去卵巢后体重增长，经过黑升麻治疗后体重明显下降

如图 5-1，各组大鼠在治疗前体重相近且各组间无统计学差异（$P > 0.05$），给药治疗后隔周称体重，OVX 组在治疗的 3 个月内体重持续增长，SHAM 组和 OVX+E$_2$ 组体重也均增长，但是要低于同一时刻 OVX 组的体重，而 OVX+iCR 组在给药 6 周前体重与 OVX 组差异不大，但是给药 6 周后发现 OVX+iCR 组的体重有明显下降，如图 5-1A。给药 3 个月后对各组大鼠

体重增长进行统计分析如图 5-1B，发现 OVX 组的体重要明显高于 SHAM 组（$P < 0.001$），给予雌激素治疗后体重明显降低（$P < 0.001$）给予莉芙敏治疗后体重也明显降低（$P < 0.05$），但是 OVX+E$_2$ 组和 OVX+iCR 组相比则无统计学差异（$P > 0.05$）。

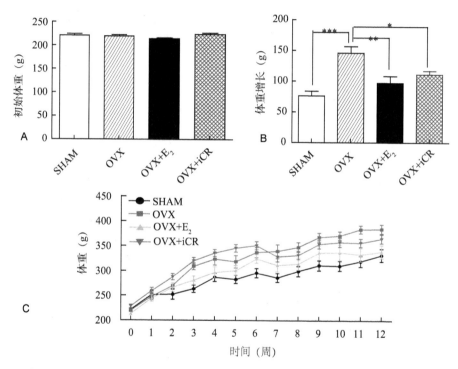

A：治疗前四组大鼠的初始体重（$n=10$/组）；B：治疗 3 个月后四组大鼠的体重增加量（$n=10$/组）；
C：在药物治疗过程中的体重变化趋势（$*P < 0.05$，$**P < 0.01$，$***P < 0.0001$，$n=10$/组）。

图 5-1　治疗前后四组大鼠体重增长分析（彩图见彩插 9）

（2）大鼠去卵巢后体脂成分的变化

各组治疗前身体组成部分无统计差异，大鼠治疗 3 个月后腹部脂肪重量与体重的比值如图 5-2，OVX 组的腹部脂肪与体重比值要明显高于 SHAM 组（$P < 0.05$），给予雌激素治疗后腹部脂肪与体重的比值明显降低（$P < 0.01$），给予黑升麻治疗后也明显降低（$P < 0.05$），但是 OVX+E_2 组和 OVX+iCR 组相比则无统计学差异（$P > 0.05$）。

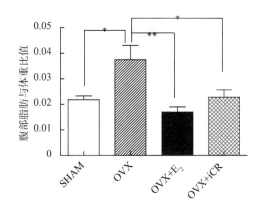

*$P < 0.05$，**$P < 0.01$，***$P < 0.0001$，n=10/ 组。

图 5-2　治疗 3 个月后腹部脂肪与体重比值

（3）大鼠去卵巢后血清血脂、胆固醇和肝脏血脂、胆固醇变化的分析

四组大鼠治疗前血清各成分无差异。经过治疗 3 个月后，血清 TG 的含量如图 5-3A，OVX 组要明显高于 SHAM 组（$P < 0.0001$），而 OVX+E_2 组和 OVX+iCR 组去卵巢大鼠血清 TG 的含量均降低（$P < 0.0001$），且两治疗组间无差异（$P > 0.05$）。血清 TCHO 含量如图 5-3B，OVX 组与 SHAM 组相比 TCHO 有升高的趋势，但是无统计学差异（$P > 0.05$），治疗组雌激素能够降低血清 TCHO 的含量（$P < 0.05$），而黑升麻则不能够降低去

卵巢大鼠的血清 TCHO 含量（$P > 0.05$）。血清 HDL 的含量如图 5-3C，各组间均无统计意义（$P > 0.05$）。血清 LDL 含量如图 5-3D，OVX 组大鼠 LDL 与 SHAM 组相比无统计学意义（$P > 0.05$），而雌激素能够降低去卵巢大鼠的 LDL 含量（$P < 0.0001$）；黑升麻也能够降低去卵巢大鼠的 LDL 含量（$P < 0.05$），但是降低程度不如雌激素的明显（$P < 0.001$）。

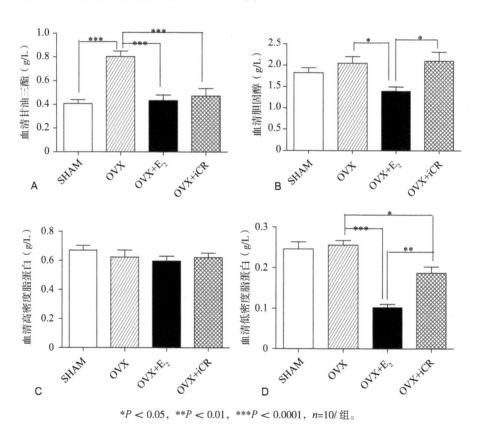

*$P < 0.05$，**$P < 0.01$，***$P < 0.0001$，n=10/ 组。

图 5-3 治疗 3 个月后血清血脂、胆固醇和血脂、胆固醇变化的分析

（4）大鼠去卵巢后 OGTT 和 ITT 的变化

大鼠给药 1 个月后 OGTT 的结果如图 5-4A，各组大鼠禁食 12 小时后空腹血糖无统计学差异（$P > 0.05$）。给葡萄糖 30 分钟后 OVX 组血糖最高，然后依次为 OVX+iCR 组、OVX+E_2 组和 SHAM 组，在给葡萄糖 60 分钟后 OVX 组血糖最高，然后依次为 SHAM 组、OVX+E_2 组和 OVX+iCR 组。另外，对曲线下面积的统计发现（图 5-4B），OVX 组与 SHAM 组相比面积增大（$P > 0.05$），而雌激素能够降低曲线下面积（$P < 0.0001$），同样黑升麻也能够降低曲线下的面积（$P < 0.05$），而两治疗组相比则并无统计学意义（$P > 0.05$）。

大鼠给药 2 个月后 OGTT 的结果如图 5-4C，OVX 组曲线下面积与 SHAM 组无统计学差异（$P > 0.05$），如图 5-4D，两治疗组与 OVX 组相比也无统计学差异（$P > 0.05$），两治疗组相比黑升麻能够降低曲线下的面积（$P < 0.05$）。

给药 3 个月后大鼠 OGTT 结果如图 5-4E，OVX 组与 SHAM 组相比曲线下面积要高于 SHAM 组（$P > 0.05$），如图 5-4F，黑升麻与 OVX 组相比能够降低曲线下的面积（$P < 0.05$），而雌激素则无该作用（$P > 0.05$）。

给药 1.5 个月后大鼠 ITT 的结果如图 5-4G，禁食 12 小时后空腹血糖无统计学差异。对曲线下面积做统计学分析（图 5-4H），发现 OVX 组与 SHAM 组相比曲线下面积要高于 SHAM

组（$P < 0.05$），经雌激素治疗后并不能降低去卵巢大鼠 ITT 曲线下面积（$P > 0.05$），而经黑升麻治疗后 ITT 曲线下面积显著降低（$P < 0.01$），两治疗组相比，黑升麻组对胰岛素敏感性的改善要明显高于雌激素组（$P < 0.0001$）。

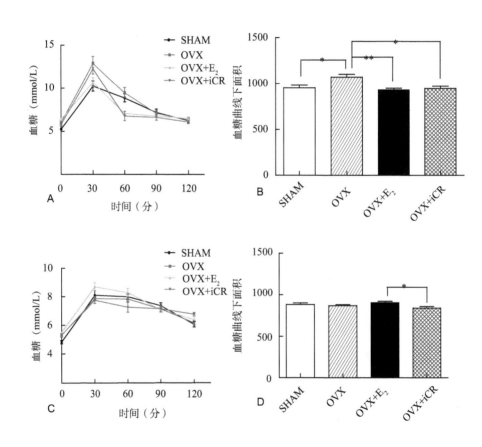

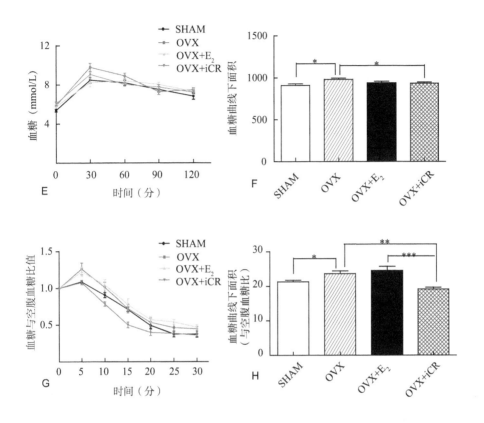

A：经过药物治疗 1 个月，四组大鼠 OGTT 血糖变化曲线；B：经过药物治疗 1 个月，四组大鼠 OGTT 血糖变化曲线下面积的统计分析；C：经过药物治疗 2 个月，四组大鼠 OGTT 血糖变化曲线；D：经过药物治疗 2 个月，四组大鼠 OGTT 血糖变化曲线下面积的统计分析；E：经过药物治疗 3 个月，四组大鼠 OGTT 血糖变化曲线；F：经过药物治疗 3 个月，四组大鼠 OGTT 血糖变化曲线下面积的统计分析；G：经过药物治疗 1.5 个月，四组大鼠 ITT 血糖变化曲线；H：经过药物治疗 1.5 个月，四组大鼠 ITT 血糖变化曲线下面积的统计分析

（*P < 0.05，**P < 0.01，***P < 0.0001，n=10/ 组）。

图 5-4　治疗后 OGTT 和 ITT 的分析（彩图见彩插 10）

（5）大鼠去卵巢后肝脏脂肪蓄积增加，黑升麻能够减少肝脏脂肪蓄积

肝脏 HE 染色结果如图 5-5A 所示，OVX 组大鼠的肝脏切

片中可以看到大量的空泡沉积，这种空泡样的改变提示大鼠去卵巢后肝脏内存在脂肪的沉积。而 SHAM 组、OVX+E$_2$ 组和 OVX+iCR 组这种改变均不明显。为了进一步评估肝脏内脂肪蓄积的情况，我们做了油红 O 染色，结果如图 5-5B 所示，与其他组相比，OVX 组可见大量脂滴的蓄积，OVX+E$_2$ 组和 OVX+iCR 组间这种改变并不明显，且两组之间无明显差异。同时对肝脏中甘油三酯和胆固醇的检测结果也提示，OVX 组甘油三酯的含量最多，明显高于其他各组 [SHAM（$P < 0.01$）、OVX+E$_2$（$P < 0.05$）、OVX+iCR（$P < 0.05$），图 5-5C]。这些结果提示，雌激素和黑升麻均能够改善去卵巢大鼠肝脏脂肪的蓄积。而各组在胆固醇的含量上并无明显变化（图 5-5D）。

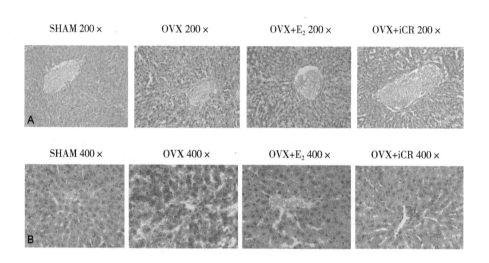

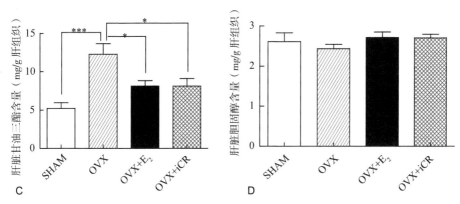

A：四组大鼠肝脏 HE 染色切片，放大 200 倍；B：四组大鼠肝脏油红 O 染色切片，放大 400 倍；C：四组大鼠肝脏中甘油三酯的含量；D：四组大鼠肝脏中胆固醇的含量。*$P < 0.05$，***$P < 0.0001$。

图 5-5　肝脏 HE 和油红 O 染色及肝脏中甘油三酯与胆固醇的含量分析（彩图见彩插 11）

（6）大鼠去卵巢后脂肪细胞体积增大，黑升麻能够改善脂肪细胞增大

为了评估脂肪细胞的功能，我们对脂肪细胞做了 HE 染色，染色结果发现，OVX 组脂肪细胞的直径最大，明显高于其他各组（图 5-6A、图 5-6B），脂肪细胞的直径分布如图 5-6C，增大的脂肪细胞数量明显多于其他各组，OVX 组与 SHAM 组、OVX+E_2 组、OVX+iCR 组相比，表现为曲线右移。对脂肪细胞直径大小进行统计，OVX 组平均脂肪细胞直径明显高于其他各组 [SHAM（$P < 0.0001$）、OVX+E_2（$P < 0.0001$）、OVX+iCR（$P < 0.0001$），图 5-6D]。结果提示，大鼠去卵巢可诱导脂肪细胞肥大，上述情况可被雌激素或黑升麻所逆转。

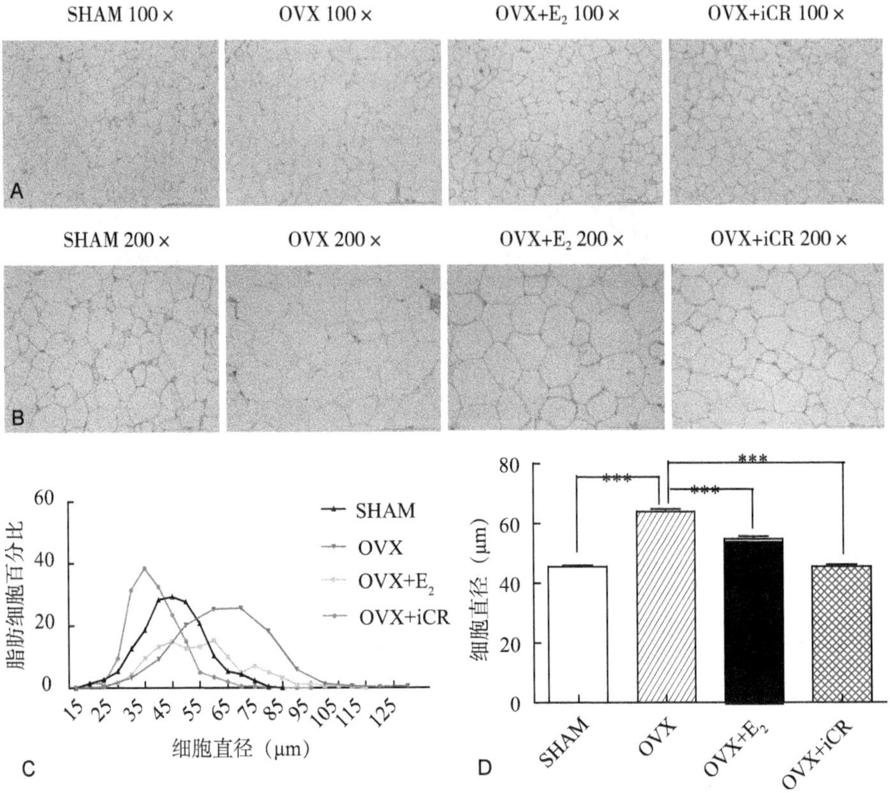

A：四组大鼠脂肪 HE 切片，放大 100 倍标尺；B：四组大鼠脂肪 HE 切片，放大 200 倍标尺；C：脂肪细胞大小的分布曲线；D：四组脂肪细胞平均直径的统计分布（$*P < 0.05$，$**P < 0.01$，$***P < 0.0001$，$n=10/$ 组）。

图 5-6 脂肪的 HE 染色和脂肪细胞大小的分析（彩图见彩插 12）

参考文献

1. 孙加鑫，席思思，陈醒，等. 更年期妇女合并代谢综合征的影响因素研究. 中国全科医学，2015，18（19）：2286-2289.

2. Fan A Z, Dwyer J H.Sex differences in the relation of HDL cholesterol to progression of carotid intima-media thickness：the Los Angeles Atherosclerosis Study.

Atherosclerosis, 2007, 195 (1): e191-e196.

3. Matthews K A, Crawford S L, Chae C U, et al.Are changes in cardiovascular disease risk factors in midlife women due to chronological aging or to the menopausal transition？ J Am Coll Cardiol, 2009, 54 (25): 2366-2373.

4. Tuna V, Alkiş I, Safiye A S, et al.Variations in blood lipid profile, thrombotic system, arterial elasticity and psychosexual parameters in the cases of surgical and natural menopause.Aust N Z J Obstet Gynaecol, 2010, 50 (2): 194-199.

5. Neto N I, Rodrigues M E, Hachul A C, et al.A hyperlipidic diet combined with short-term ovariectomy increases adiposity and hyperleptinemia and decreases cytokine content in mesenteric adipose tissue.Mediators Inflamm, 2015: 923248.

6. Pósa A, Szabó R, Kupai K, et al.Exercise training and calorie restriction influence the metabolic parameters in ovariectomized female rats.Oxid Med Cell Longev, 2015: 787063.

7. Meng Z, Liu M, Zhang Q, et al.Gender and age impacts on the association between thyroid function and metabolic syndrome in Chinese.Medicine (Baltimore), 2015, 94 (50): e2193.

8. Sekhar T V, Medarametla S, Rahman A, et al.Early menopause in type 2 diabetes-A study from a South Indian Tertiary Care Centre.J Clin Diagn Res, 2015, 9 (10): OC08-OC10.

9. Rachoń D, Vortherms T, Seidlová-Wuttke D, et al.Effects of black cohosh extract on body weight gain, intra-abdominal fat accumulation, plasma lipids and glucose tolerance in ovariectomized Sprague-Dawley rats.Maturitas, 2008, 60 (3-4): 209-215.

10. Seidlova-Wuttke D，Stecher G，Kammann M，et al.Osteoprotective effects of Cimicifuga racemosa and its triterpene-saponins are responsible for reduction of bone marrow fat.Phytomedicine，2012，19（10）：855-860.

11. Moser C，Vickers S P，Brammer R，et al.Antidiabetic effects of the Cimicifuga racemosa extract Ze 450 in vitro and in vivo in ob/ob mice.Phytomedicine，2014，21（11）：1382-1389.

12. Verhoeven M O，Teerlink T，Kenemans P，et al.Effects of a supplement containing isoflavones and Actaea racemosa L.on asymmetric dimethylarginine，lipids，and C-reactive protein in menopausal women.Fertil Steril，200，87（4）：849-857.

13. Sun Y，Yu Q，Shen Q，et al.Black chosh ameliorates metabolic disorders in female ovariectomized rats.Rejuvenation Res，2016，19（3）：204-214.

6. 去卵巢大鼠体温调节异常

围绝经期妇女随着雌激素水平的波动，会出现许多症状，其中最为特异的症状是潮热，主要表现为面部、颈部和胸部皮肤突然感觉强烈发热，甚至大量出汗及外周血管舒张散热。潮热主要发生在围绝经期过渡期的妇女，其中74%的围绝经期妇女会发生潮热，40%的患者会寻求药物治疗。目前关于潮热的发生机制仍然不清。有学者认为，潮热的发生与脑内交感神经的激活及脑内神经递质（去甲肾上腺素和5-HT）的异常分泌有关，而这些异常的神经递质又与体温调定点变窄有关。体温调节的中枢位于下丘脑视前区，其中包括调节产热的冷敏神经元及调节散热的热敏神经元。体温的调节主要通过反射来实现。正常人的体温具有昼夜的节律性并在一定的狭小范围内波动，而这一狭小的范围称之为体温调定点。环境温度或机体活动的改变将引起体表温度或深部血温的变动，从而刺激外周或中枢的温度感受器。温度感受器的传入冲动经下丘脑整合后，中枢便发出冲动使皮肤血管的活动发生改变，从而调整了机体的产热过程和散热过程，进而可以保持体温的相对稳定。当体温高于调定点上限时，温度感受器接受传入冲动并在中枢整合后发出传出冲动，指挥外周血管舒张增加散热，反之则收缩。研究表明潮热的发生可能与体温调定点的变窄和中心体温的升高有关，当升高的中心体温超过变窄的体温调定点，机体就会通过增加外周血管散热从而降低中心体温并使其维持在调定点的范围内。反之，当中心体温下降低于调定点的下限时，机体则会通过收缩外周血管减少散热使其中心体温回升，在人体中主要表现为忽冷忽热。为了研究低雌激素状态对体温调节的影响，我们通过实时监测去卵巢大鼠的中心和外周体温，探究大鼠去卵巢后中心与外周体温的关系，并观察雌激素和黑升麻对中心和外周体温的作用。实验方法为将 24 只 8 周性成熟 SD 雌鼠随机分成四组：SHAM 组、OVX 组、OVX+E_2 组、OVX+iCR 组，连续给药 4 周，并在给药最后一周采用双向遥感体温监测植入子监测体温。

（1）低雌激素状态下，去卵巢大鼠中心体温及外周体温升高

体温调节（thermoregulation）是指温度感受器接受体内、外

环境温度的刺激，上传至体温调节中枢，经体温调节中枢的调控，引起内分泌腺体、骨骼肌、皮肤、血管和汗腺等组织器官活动的相应改变，从而调整机体的产热和散热功能，使体温保持在相对恒定水平的过程。中心体温是机体深部的温度，也称为深部温度（core temperature）。深部温度比表层温度高，且比较稳定，各部位之间的差异也较小。正常时中心体温在一定的范围内波动，受体内各种体温调节信号的调控。当外周环境温度变化时，皮肤感受器向体温调节中枢发放信号，特别是下丘脑，体温调节中枢将信号整合在一起维持中心体温在正常范围内。动物实验表明，去卵巢大鼠的中心体温及外周体温均升高，结果如图 6-1所示。

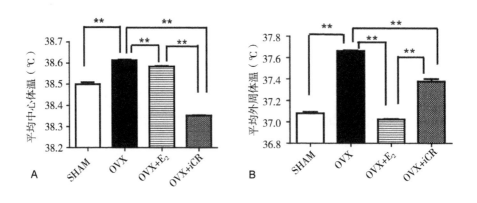

$**P < 0.01$。

图 6-1　四组大鼠中心体温及外周体温对比

（2）低雌激素状态下，较小的中心体温波动即可引起外周体温的波动

图 6-2 为各组大鼠 24 小时的实时动态体温变化图，上面的四条线条代表的是四组中心体温的变化，而下面的四条线条则代表各组外周体温的变化。其中红色线条代表 OVX 中心和外周体温。从图中可以看到 OVX 组大鼠无论是中心体温还是外周体温均保持在较高的水平，另外，OVX 组的中心体温低于 SHAM 组时，其对应时刻的外周体温即出现较大的波动（已用圆圈圈出）。

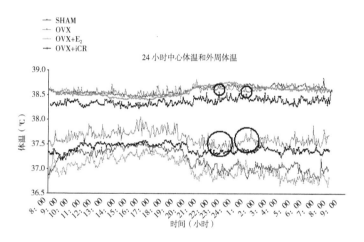

图 6-2　四组大鼠 24 小时实时动态体温变化图（彩图见彩插 13）

（3）雌激素及黑升麻异丙醇提取物能够改善去卵巢大鼠的体温调节异常

药物调节体温的机制尚不明确。雌激素能够降低去卵巢大鼠的中心体温外周体温。而黑升麻同样能够降低去卵巢大鼠的中心体温和外周体温，这可能与黑升麻能够调节下丘脑视前区参与

体温调节的 5-HT 受体的表达有关。本课题组前期应用双向遥感体温监测植入子，可同时监测大鼠中心和外周体温的变化，并且动物处于自由活动的状态，可清楚反映同一时刻大鼠体温的变化情况，以及药物对同一时刻中心、外周体温的影响。研究结果发现，雌激素能够降低日间的中心体温和全天的外周体温，这与之前的很多研究结果相似，但是雌激素不能降低夜间的中心体温。黑升麻异丙醇提取物能够同时降低去卵巢大鼠的中心体温和外周体温，但是与雌激素相比，去卵巢大鼠在经过黑升麻治疗后，中心体温维持在很低的水平，要低于 OVX+E_2 组和 OVX 组；而对于外周体温来说，OVX+E_2 组的外周体温要明显低于 OVX+iCR 组。同样，研究发现雌激素和黑升麻都能缩小平均中心体温和平均外周体温的波动幅度，但是黑升麻与雌激素相比无论在缩小平均中心体温的波动幅度还是平均外周体温的波动幅度方面，都要比雌激素有优势。因此我们推测药物雌激素与黑升麻异丙醇提取物调节去卵巢大鼠体温的机制是不同的，雌激素主要调节外周体温而黑升麻则主要调节中心体温。研究发现去卵巢大鼠单位时间内外周体温的波动频次和平均体温波动幅度明显增加，而且大鼠去卵巢后中心体温变得极不稳定，在低于同一时刻 SHAM 组大鼠中心体温时即可引起外周体温的剧烈波动。同时发现药物雌激素和黑升麻均能降低中心和外周体温，但是各具优势，推测两种药物的作用机制是不同的，但其机制还需要进一步的研究。

参考文献

1. Woods N F, Mitchell E S.Sleep symptoms during the menopausal transition and early postmenopausal：Observations from Seatle Midlife Women's Health Study. Sleep, 2010, 33 (4)：539-549.

2. De Zambotti M, Colrain I M, Sassoon S A, et al.Vagal withdrawal during hot flashes occurring in undisturbed sleep.Menopause, 2013, 20 (11)：1147-1153.

3. Al-Safi Z A, Santoro N.Menopausal hormone therapy and menopausal symptoms. Fertil Steril, 2014, 101 (4)：905-915.

4. Freedman R R, Dinsay R.Clonidine raises the sweating threshold in symptomatic but not in asymptomatic postmenopausal women.Fertil Steril, 2000, 74 (1)：20-23.

5. Freedman R R.Menopausal hot flashes：Mechanisms, endocrinology, treatment.J Steroid Biochem Mol Biol, 2014, 142：115-120.

6. Hui Z, Xiaoyan M, Mukun Y, et al.Effects of black cohosh and estrogen on the hypothalamic nuclei of ovariectomized rats at different temperatures.Ethnopharmacol, 2012, 142 (3)：769-775.

7. Dacks P A, Rance N E.Effects of estradiol on the thermoneutral zone and core temperature in ovariectomized rats.Endocrinology, 2010, 151 (3)：1187-1193.

8. Pradhan A D, Manson J E, Rossouw J E, et al.Inflammatory biomarkers, hormone replacement therapy, and incident coronary heart disease：prospective analysis from the Women's Health Initiative observational study.JAMA, 2002, 288：980-987.

9. Bai W, Henneicke-von Zepelin H H, Wang S, et al.Efficacy and tolerability of a medicinal product containing an isopropanolic black cohosh extract in Chinese women with menopausal symptoms：a randomized, double blind, parallel-controlled study

versus tibolone.Maturitas, 2007, 58: 31-41.

10. Ma X, Zhang H, Wang K, et al.Effects of an isopropanolic-aqueous black cohosh extract on central body temperature of ovariectomized rats.Journal of ethnopharmacology, 2011, 138: 156-161.

11. Opas E E, Scafonas A, Nantermet P V, et al.Control of rat tail skin temperature regulation by estrogen receptor-beta selective ligand.Maturitas, 2009, 64: 46-51.

12. Opas E E, Rutledge S J, Vogel R L, et al.Rat tail skin temperature regulation by estrogen, phytoestrogens and tamoxifen.Maturitas, 2004, 48: 463-471.

13. Kapur P, Wuttke W, Seidlova-Wuttke D.The Cimicifuga racemosa special extract BNO 1055 prevents hot flashes in ovariectomized rats.Phytomedicine, 2010, 17: 890-894.

14. Sun Y, Qin L H, Chen X, et al.Effects of black cohosh and estrogen on core body and tail-skin temperatures in ovariectomized rats by telemetric monitoring with dual thermistor probes.Climacteric, 2018, 21 (2): 153-159.

15. Hosono T, Chen X M, Miyatsuji A, et al.Effects of estrogen on thermoregulatory tail vasomotion and heat-escape behavior in freely moving female rats. Am J Physiol Regul Integr Comp Physiol, 2001, 280 (5): R1341-R1347.

16. Pan Y, Anthony M S, Binns M, et al.A comparison of oral micronized estradiol with soy phytoestrogen effects on tail skin temperatures of ovariectomized rats. Menopause, 2001, 8 (3): 171-174.

17. Burdette J E, Liu J, Chen S N, et al.Black cohosh acts as a mixed competitive ligand and partial agonist of the serotonin receptor.J Agric Food Chem, 2003, 51 (19): 5661-5670.

7. 围绝经期唾液腺功能状态的改变及相关机制

（1）围绝经期往往有唾液腺分泌功能障碍的发生

通过测量大鼠饮水量（饮水体积／大鼠体重）、颌下腺多普勒血流量，以及颌下腺干湿重差值，从功能方面探讨大鼠在去卵巢后唾液分泌功能的改变。结果显示，去卵巢后大鼠饮水量增多，颌下腺血流量降低，干湿重差值减少，提示大鼠在去卵巢后颌下腺分泌功能降低。这些改变在雌激素和莉芙敏治疗后得到改善，提示这两种药物对唾液的分泌功能均起到一定的保护作用。

（2）围绝经期唾液腺细胞凋亡的发生和胆碱能机制的紊乱导致唾液腺分泌功能障碍

细胞凋亡会导致细胞结构功能的破坏，使细胞无法发挥正常的生理功能。通过 HE 染色和透射电镜的方法观察大鼠颌下腺和舌下腺发现（图 7-1～图 7-3）：① HE 的形态学改变。去卵巢后，大鼠腺泡细胞排列稀疏、细胞间隙增宽，腺泡细胞在腺小叶中所占百分比减少。②透射电镜的形态学改变。大鼠去卵巢后，线粒体出现明显的肿胀、解体、嵴断裂消失；内质网扩张，排列紊乱；分泌颗粒直径减小，数量减少；多数细胞出现细胞膜凹陷；凋亡细胞多见，表现为细胞核形状不规则、染色质固缩、细胞膜消失。此外，与凋亡相关的一些蛋白也出现不同程度的改变。凋亡因子 Caspase-3 在大鼠去卵巢后表达明显增多。凋亡抑制因子 Cu-Zn SOD 在大鼠去卵巢后，各组间腺泡细胞中无显著差异，而在颗粒曲管和纹状管中明显降低。提示在去卵巢后雌激素水平低

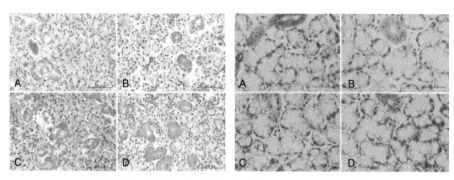

HE 染色（A：SHAM，B：OVX，C：OVX+E$_2$，D：OVX+iCR）。

图 7-1　颌下腺（左侧）和舌下腺（右侧）（彩图见彩插 14）

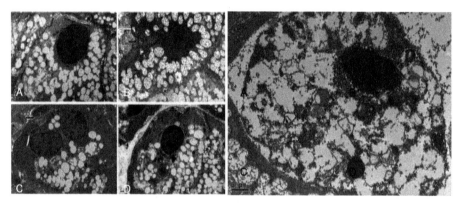

左图为颌下腺腺泡细胞（A：SHAM，B：OVX，C：OVX+E$_2$，D：OVX+iCR），
右图为颌下腺凋亡细胞。

图 7-2　四组大鼠颌下腺电镜结果

下的情况下，颌下腺和舌下腺均发生细胞凋亡。

　　唾液中水的分泌主要由副交感神经调控，副交感神经相关毒蕈碱受体 M1 和 M3 的表达与唾液分泌密切相关。大鼠去卵巢后，M1 和 M3 受体在颌下腺和舌下腺腺泡细胞、颗粒曲管及导管表达均明显降低。

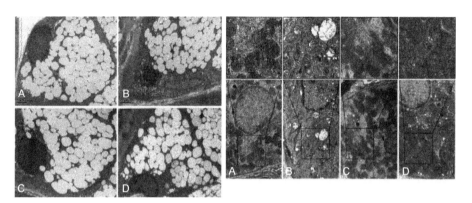

左图为舌下腺腺泡细胞，右图为舌下腺纹状管；A：SHAM，B：OVX，C：OVX+E$_2$，D：OVX+iCR。

图 7-3　舌下腺电镜结果

（3）黑升麻异丙醇提取物和雌激素替代治疗改善唾液分泌功能障碍的作用机制有所不同

在给予雌激素和莉芙敏后，线粒体结构完整，但内质网处于扩张状态，排列呈网状，分泌颗粒直径减小，数量减少；无明显细胞膜凹陷，说明雌激素和莉芙敏对腺体具有保护作用，可以抗氧化，抑制细胞凋亡。但是，莉芙敏治疗后颗粒曲管和纹状管 Cu-Zn SOD 的表达显著升高，而雌激素治疗后无显著改变。雌激素治疗后副交感神经相关毒蕈碱受体 M1 和 M3 总表达量明显升高，而莉芙敏治疗后仅副交感神经相关毒蕈碱受体 M1 总表达量明显升高。在腺体的组成结构中雌激素和莉芙敏的治疗结果也不一致。雌激素治疗后，舌下腺腺泡细胞、颗粒曲管中 M1 和 M3 受体均明显升高，导管中仅 M1 显著升高。莉芙敏治疗后，大鼠腺泡细胞及颗粒曲管中 M1 和 M3 均无改变，导管中仅 M1 受体表达升高。提示两种药物的作用途径可能不同，雌激素可能通过调控 M1 和 M3 受体参与唾液分泌，而莉芙敏可能仅通过 M1 受体参与调节唾液分泌。

8. 围绝经期舌相关功能状态的改变

（1）围绝经期并未发生舌背黏膜细胞的凋亡

雌激素是天然的抗氧化剂，可以通过抗氧化能力对神经系统和外周组织产生影响，包括增加神经突触的可塑性、调节情绪和行为、降低患冠状动脉和一般心脏疾病的风险等。但是如图 8-1 所示，在舌中我们通过 TUNEL 染色结果发现，去卵巢后大鼠舌并没有发生细胞凋亡的现象。提示我们，围绝经期舌痛可能是由别的原因导致的。

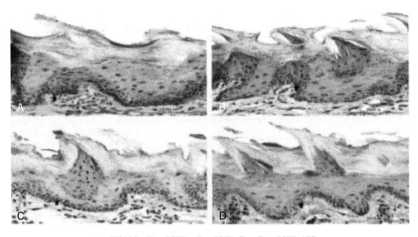

A: SHAM，B: OVX，C: OVX+E$_2$，D: OVX+iCR。

图 8-1 大鼠舌背黏膜 TUNEL 染色（彩图见彩插 15）

（2）围绝经期舌背黏膜的增殖受到抑制

如图 8-2 至图 8-4，通过 HE 染色、扫描电镜和透射电镜的方法观察到：① HE 的形态学改变：大鼠去卵巢后舌前 2/3 舌背黏膜厚度显著降低，雌激素与莉芙敏治疗后接近正常对照组。② 扫描电镜：正常大鼠丝状乳头尖端锐而细，而去卵巢后丝状乳头明显圆顿，雌激素和莉芙敏治疗后均得到一定程度的改善，但较正常大鼠的舌乳头仍然稍微圆钝。③ 透射电镜：大鼠去卵巢后基底膜结构不清晰，桥粒电子密度降低，而雌激素与莉芙敏治疗后均转为正常。此外，去卵巢大鼠舌基底层细胞的增殖细胞核抗原（proliferating cell nuclear antigen，PCNA）表达量及表皮生长因子（epidermal growth factor，EGF）也明显降低，雌激素与莉芙敏治疗后上述指标接近正常对照组。

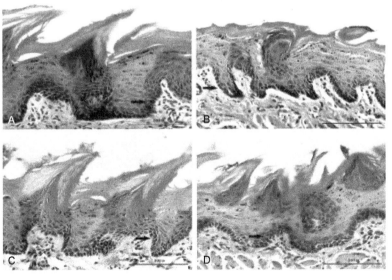

A：SHAM，B：OVX，C：OVX+E$_2$，D：OVX+iCR。

图 8-2 舌背黏膜 HE 染色（彩图见彩插 16）

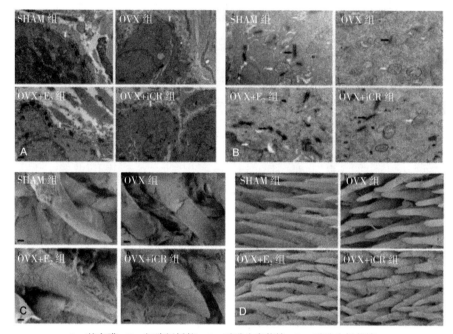

A：基底膜，B：细胞间桥粒，C：舌乳头高倍镜，D：舌乳头低倍镜。

图 8-3　舌背黏膜透射电镜结果

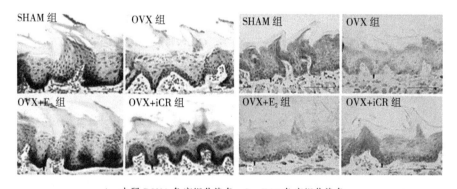

A：大鼠 PCNA 免疫组化染色，B：EGF 免疫组化染色。

图 8-4　大鼠 PCNA 免疫组化染色结果（彩图见彩插 17）

（白　芸　整理）

9. 围绝经期与心血管疾病

（1）围绝经期女性罹患心血管疾病的概率明显增加

心血管疾病已经成为世界范围内导致死亡的主要原因，如图 9-1，女性在绝经前心血管疾病的发生率显著低于同龄男性，而在绝经后，性别特有的保护作用消失，心血管疾病发生率明显上升，绝经后女性的心血管疾病死亡率也相应上升，接近同年龄男性。即使在调整年龄和衰老因素后，绝经后女性心血管疾病的发病率也明显高于绝经前，因而，绝经被认为是女性特有的心血管疾病危险因素。

在导致绝经后女性心血管疾病发病率上升的因素中，雌激素的降低被认为起了主要作用。雌激素通过基因和非基因两种方式对心血管系统产生保护作用，其中包括舒张血管、抑制平滑肌细胞增殖、促进内皮功能恢复等。并且，雌激素可以减少动脉粥状硬化的发生、减轻心肌缺血再灌注损伤和发挥抗心律失常作用。

临床研究也表明，绝经后及时采用雌激素替代疗法，可以降低心血管疾病的发生率。

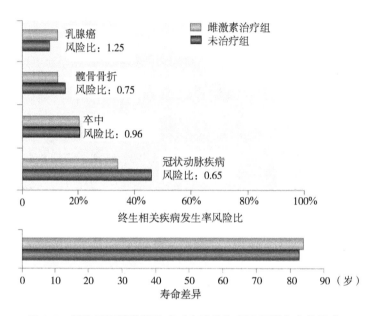

图9-1 围绝经期雌激素治疗对疾病发生率及预期寿命的影响

（2）雌激素降低影响心血管功能

为探究绝经后心脏功能的改变情况，我们采用 SD 大鼠去卵巢模拟围绝经期，研究去卵巢之后低雌激素状态下心脏结构、功能及纤维化情况，如图9-2，有以下发现：

低雌激素状态对心脏功能的影响：超声心动图显示，与 SHAM 组相比，OVX 组大鼠左心室室壁明显增厚，尤其以室间隔部位为著。左心室壁的增厚考虑与心脏后负荷的增加有关。而有研究发现雌激素有扩张外周血管作用，低雌激素状态将导致外周血管扩张受限，从而增加外周血管阻力，增加心脏后负荷。因心脏后负荷增加，为保障相同的心脏每搏输出量，左心室心肌收缩力代偿性增大，最终导致心肌增生肥厚。本研究中 OVX 组大

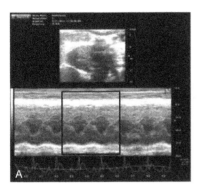
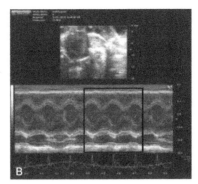
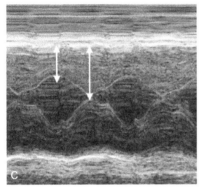
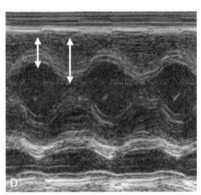

A：OVX组大鼠超声心动图像，B：SHAM组大鼠超声心动图像，C：图A中边框圈出的放大图像，D：图B中边框圈出的放大图像；短箭头代表左室舒张末期室间隔厚度，长箭头代表左室收缩末期室间隔厚度。

图 9-2　超声心动图像对比

鼠已出现心脏结构改变，提示大鼠仍处于心脏功能的代偿期。

　　低雌激素对心肌结构的影响：根据本实验结果，如图 9-3，与 SHAM 组相比，OVX 组大鼠心肌细胞排列紊乱，细胞间隙增大，心肌细胞面积与心肌细胞核面积均明显增大，提示在低雌激素状态下心肌细胞出现重构改变，心肌细胞肥大，左心室肥厚，左心室心肌细胞横断面面积显著增大。如图 9-4 和图 9-5，

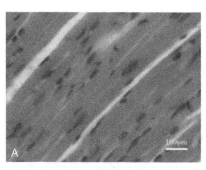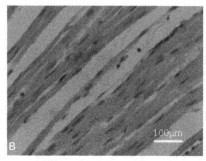

A：SHAM 组；B：OVX 组。

图 9-3　低雌激素状态下大鼠心肌细胞形态比较（HE×400）（彩图见彩插 18）

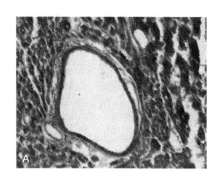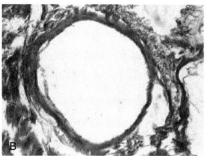

A：SHAM 组；B：OVX 组。

图 9-4　大鼠心脏小动脉周围胶原改变（Masson×400）（彩图见彩插 19）

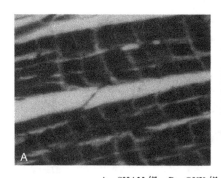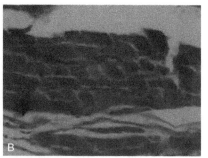

A：SHAM 组；B：OVX 组，蓝色部位为胶原组织。

图 9-5　大鼠心脏胶原改变（Masson×400）（彩图见彩插 20）

OVX 组大鼠心脏胶原容积分数及心脏血管周围胶原面积明显较 SHAM 组增多，说明绝经后心脏胶原合成增多，胶原纤维增生明显，呈现病理性纤维化倾向；在间质胶原重构方面可观察到心肌间质纤维化和血管周围纤维化并存。同时，根据上述结果，OVX 组大鼠低雌激素状态下心室壁肥厚，说明心肌细胞和间质胶原两方面均出现重构改变。研究报道雌激素对心肌肥厚有一定的调节作用，心脏的心肌细胞表达功能性受体与配体结合后激活下游靶基因。钙调控是心肌细胞功能的中枢，钙调磷酸酶可增加钙离子的内流，导致心肌肥大。而雌激素可调节 L- 型钙离子通道的表达及活性，也可通过促进钙调磷酸酶的降解，从而抑制肥厚基因的表达。而绝经后雌激素水平低下，上述雌激素对心肌肥厚的抑制作用消失，导致心肌肥厚。

（3）雌激素对星状神经节和心脏交感神经功能的影响及黑升麻的类雌激素作用

以往研究发现雌激素可能与心脏 NE 的含量关系密切，而星状神经节作为心脏交感神经节，对心脏 NE、NET 具有调节作用，并且在高血压、心力衰竭、扩张型心肌病等心血管疾病的发生发展中起着重要作用。有临床研究发现治疗围绝经期综合征的常用植物药黑升麻也对心脏有着一定作用，但具体作用机制未知。我们通过研究雌激素、黑升麻对星状神经节和心脏去甲肾上腺素通路及下游相关因子的影响探寻其可能机制。

我们将成年 SD 大鼠随机分为 SHAM 组、OVX 组、OVX+E$_2$

组和 OVX+iCR 组，如图 9-6，通过实验我们发现，去卵巢之后大鼠心肌组织 NE 含量明显下降，雌激素使 NE 含量上升至正常水平，而黑升麻不影响 NE 水平。OVX 组心肌组织 NET 表达升高，雌激素使 NET 含量下降至正常水平，黑升麻不能使 NET 含量降低至正常水平。

心脏突触释放的 NE 主要通过作用于 β- 肾上腺素受体（β-adrenergic receptor，β-AR）发挥作用，心脏中 β-AR 主要有 $β_1$ 和 $β_2$ 两个亚型，其中 $β_1$-AR 是心脏最主要的亚型，左心室心肌组织 Western blot 结果表明 OVX 组 $β_1$-AR 要高于 SHAM 组；而 OVX+E_2 组、OVX+iCR 组和 SHAM 组类似，均低于 OVX 组。之前的研究发现阻断 PKA 通路并不能使因持续刺激 $β_1$-AR 导致的心肌收缩和 Ca^{2+} 流改变恢复正常，而阻断 CaMK Ⅱ 通路则可使之恢复正常，提示 CaMK Ⅱ 在心脏保护中起着重要作用，所以我们通过实验检测了 CaMK Ⅱ 的蛋白含量，如图 9-7，发现 OVX 组 CaMK Ⅱ 明显高于 SHAM 组；OVX+E_2 组、OVX+iCR 组均与 SHAM 组类似，均低于 OVX 组。

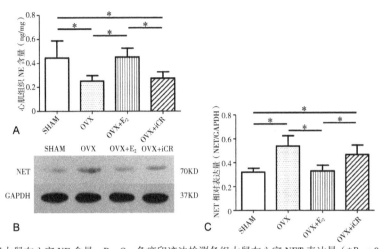

A：各组大鼠左心室 NE 含量，B、C：免疫印迹法检测各组大鼠左心室 NET 表达量（*P < 0.05）。

图 9-6　左心室心肌组织 NE 含量和 NET 表达量的改变

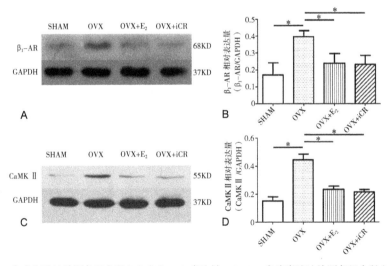

A、B：免疫印迹法检测各组大鼠左心室 β_1-AR 表达量，C、D：免疫印迹法检测各组大鼠左心室 CaMK II 表达量（*P < 0.05）。

图 9-7　左心室 β_1-AR 和 CaMK II 的表达量改变

通过对星状神经节的研究（图 9-8～图 9-9），我们发现

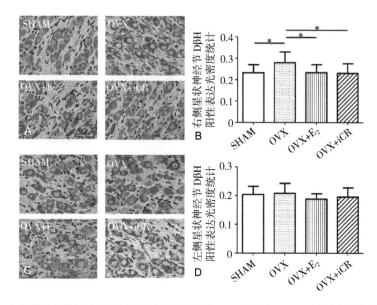

A、B：免疫组织化学法检测各组大鼠右侧星状神经节 DβH 表达量；C、D：免疫组织化学法检测
各组大鼠左侧星状神经节 DβH 表达量（*$P < 0.05$）。

图 9-8　各组星状神经节 DβH 表达量（彩图见彩插 21）

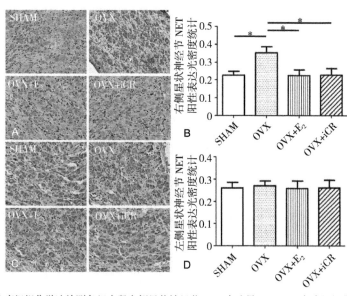

A、B：免疫组织化学法检测各组大鼠右侧星状神经节 NET 表达量；C、D：免疫组织化学法检测
各组大鼠左侧星状神经节 NET 表达量（*$P < 0.05$）。

图 9-9　各组星状神经节 NET 表达量（彩图见彩插 22）

在雌激素缺乏的情况下，左右侧星状神经节多巴胺 β 羟化酶（DβH）、NET 表达存在着不对称性。右侧星状神经节 NE 合成酶 DβH 和 NET 表达量增加，而左侧神经节无明显改变，提示左右神经节在雌激素缺乏的情况下发挥的作用可能不同；虽然 OVX 组星状神经节 DβH、NET 及左心室壁 NET 蛋白量明显增加，但左心室壁 NE 含量并未上升至正常，提示还可能同时存在左心室壁 NET 的功能明显受损、NE 重吸收量明显降低及 NE 释放增加，多种因素共同作用导致最终的 NE 含量降低，为围绝经期女性心血管疾病的发生提供了一个可能的病理基础。雌激素或黑升麻治疗均可使右侧星状神经节这两个蛋白的表达量降至正常。

本实验推测雌激素不仅通过调节星状神经节 DβH、NET 蛋白的表达，还可能直接作用于左心室壁 NET，改善其重摄取功能，或者通过其他可能的调节通路，使左心室心肌组织中 NE 的含量维持正常。而补充黑升麻虽然可以改善星状神经节 NE 相关蛋白的表达，但并未影响心脏 NE 含量，提示雌激素低下左心室壁 NE 含量降低可能是多因素作用的结果，但具体的调节过程及机制还需要更多的研究。

参考文献

1. Lobo R A.Hormone-replacement therapy：current thinking.Nat Rev Endocrinol，2017，13（4）：220-231.

2. 杨慕坤，崔广霞，陈醒，等．去卵巢大鼠心脏结构和心肌细胞的改变．国际妇产科学杂志，2014，41（06）：670-673+713.

3. Liu Y，Zhang J，Liu S，et al.Effects of oestrogen and Cimicifuga racemosa on the cardiac noradrenaline pathway of ovariectomized rats.Exp Physiol，2017，102（8）：974-984.

10. 围绝经期与骨质疏松相关研究

（1）雌性大鼠切除卵巢可以成功制作大鼠骨质疏松模型

骨质疏松是以骨量丢失、骨力学性能降低、骨折风险增加为特点的骨代谢疾病。此外，骨小梁结构的破坏与骨力学性能的降低和骨折发病率增加密切相关。本研究选取了骨密度、骨小梁结构和骨力学指标来评价雌性大鼠切除卵巢和补充药物治疗对大鼠骨的影响。股骨干主要为皮质骨，而股骨远端和股骨近端则为骨小梁丰富的松质骨，特别是股骨远端，所含骨小梁比股骨近端多，腰椎也是骨小梁丰富的松质骨，因去卵巢大鼠模型中，骨小梁更易因雌激素的缺乏而丢失，因此我们选取股骨远端、股骨近端、腰椎 2 ～ 4 节段进行骨密度测定。OVX 组大鼠动情周期性变化消失，阴道脱落细胞表现为持续的动情间期表现，细胞涂片成分较单一，主要为核大而圆的圆形外底层细胞，提示该组大鼠成功去除卵巢。去势术后 8 周，该组较对照组腰椎 2 ～ 4 节段（L2 ～ L4）、股骨近端和股骨远端骨密度显著下降（$P < 0.05$ 或 0.01），L3 和股骨远端骨小梁相对体积（BV/TV）、骨小梁的厚度（Tb.Th）、骨小梁的数目（Tb.N）不同程度下降（$P < 0.05$ 或

0.01），骨小梁的分离度（Tb.Sp）显著升高（$P < 0.05$ 或 0.01），术后 12 周，OVX 组骨密度和骨小梁的改变同术后 8 周，L3 和股骨远端骨的刚度显著下降（$P < 0.05$），血清提示骨重吸收的指标抗酒石酸酸性磷酸酶 5b（tartrate resistant acid phosphatase 5b，TRACP 5b）显著上升（$P < 0.05$）。上述结果均提示雌性大鼠切除卵巢可以成功制作大鼠骨质疏松模型。

（2）黑升麻异丙醇提取物和雌激素均可防止股骨远端骨密度下降，并在卵巢切除后保留腰椎和股骨远端的小梁骨结构

去势术后 8 周，OVX+E$_2$ 组较 OVX 组 L2 ～ L4 和股骨远端骨密度均显著升高（$P < 0.05$ 或 0.01），L3 Tb.Th 显著升高（$P < 0.05$），股骨远端 BV/TV、Tb.N 显著升高（$P < 0.01$），Tb.Sp 显著下降（$P < 0.01$）；OVX+iCR 组 L2 ～ L4、股骨近端和股骨远端骨密度较 OVX 组升高，但无统计学差异，且明显低于 SHAM 组和（或）OVX+E$_2$ 组（$P < 0.05$ 或 0.01），L3 Tb.Th 显著升高（$P < 0.01$），股骨远端 BV/TV、Tb.Th 显著升高（$P < 0.01$）；力学指标四组间无统计学差异。术后 12 周，OVX+E$_2$ 组较 SHAM 组 L2 ～ L4、股骨近端和股骨远端骨密度均显著升高（$P < 0.05$ 或 0.01），L3 BV/TV、Tb.Th 显著升高（$P < 0.05$ 或 0.01），股骨远端 BV/TV、Tb.N 显著升高（$P < 0.01$），Tb.Sp 显著下降（$P < 0.05$）；OVX+iCR 组 L3、L4 骨密度升高，与 SHAM 组和 OVX+E$_2$ 组无统计学差异，股骨近端骨密度升高，与 OVX+E$_2$ 组无差异，但低于 SHAM 组，股骨远端骨密度较

OVX 组显著升高（$P < 0.05$），但低于 SHAM 组和 OVX+E_2 组（$P < 0.01$），L3 BV/TV、Tb.Th 和股骨远端 BV/TV、Tb.Th 和 Tb.N 显著升高（$P < 0.05$ 或 0.01），二者 Tb.Sp 均显著下降（$P < 0.05$）。提示黑升麻异丙醇提取物和雌激素均可防止股骨远端骨密度下降，并在卵巢切除后保留腰椎和股骨远端的小梁骨结构。

（3）黑升麻异丙醇提取物和雌激素均能保护受试区域的骨骼强度，并减少去卵巢大鼠的骨骼重吸收

术后 12 周，OVX+E_2 组较 OVX 组 L3 和股骨远端骨的刚度显著升高（$P < 0.01$），TRACP 5b 显著下降；OVX+iCR 组 L3 和股骨远端骨的刚度均显著升高（$P < 0.05$），TRACP 5b 显著下降（$P < 0.05$）。提示黑升麻异丙醇提取物和雌激素均能保护受试区域的骨骼强度，并减少去卵巢大鼠的骨骼重吸收。

（4）充分延长治疗持续时间，黑升麻异丙醇提取物对骨质流失的预防作用与雌激素等效

黑升麻异丙醇提取物可显著抑制去势后股骨远端骨密度的降低，但与 OVX+E_2 组相比，起效时间晚，作用程度弱；股骨近端和 L3、L4 骨密度虽与 OVX 组无差异，但随黑升麻异丙醇提取物治疗时间延长，上述部位骨密度逐渐向 SHAM 组和 OVX+E_2 组靠近，提示黑升麻异丙醇提取物起效慢，对负重骨的作用显著，延长治疗时间，其对负重骨和非负重骨骨密度的影响有可能接近雌激素。

（崔广霞　整理）

参考文献

1. Ma B，Zhang Q，Wu D，et al.Strontium fructose 1，6-diphosphate prevents bone loss in a rat model of postmenopausal osteoporosis via the OPG/RANKL/RANK pathway.Acta Pharmacol Sin，2012，33（4）：479-489.

2. Sanders S，Geraci S A.Osteoporosis in postmenopausal women：considerations in prevention and treatment：women's health series.South Med J，2013，106（12）：698-706.

3. Nadaoka I，Watanabe K，Yasue M，et al.Oral administration of Cimicifuga racemosa extract attenuates immobilization stress-induced reactions.Nat Prod Commun，2012，7（1）：15-18.

4. de Villiers T J.The role of menopausal hormone therapy in the management of osteoporosis.Climacteric，2015，18 Suppl 2：19-21.

围绝经期临床实践

11. 围绝经期临床症状

（1）非医务人员与医务人员的围绝经期综合征症状患病率存在差异

随着人们预期寿命的延长和老龄人口比例的增长，绝经后女性在世界人口中将占据越来越高的比例。据统计全球每年约有2500万妇女经历围绝经期，在英国女性中年龄在50岁以上者占了36%。所以围绝经期相关问题将困扰世界上越来越多的人群。

在不同的研究报道中，围绝经期综合征相关症状发病率不尽相同。血管舒缩症状作为围绝经期综合征中最典型而突出的症状，其各地研究报道发病率差异很大，在24%到93%之间，其中，在亚洲国家的发病率远低于美国及欧洲国家。而在中国的研究报道中，血管舒缩症状往往无法进入前三位。根据中国中年女性研究（the China study of midlife women，CSMW）的结果，围绝经期综合征相关症状发生率最高的五个症状依次为记忆力减退（57.9%）、易激动（46.1%）、背部疼痛（44.1%）、疲乏（35.8%）、睡眠中易醒（34.8%）。

不同人群和研究报道中围绝经期综合征相关症状发病率的差异，考虑主要与种族、职业、社会环境、文化背景、地理位置、年龄、受教育程度及性生活情况等影响因素相关。在大样本的流行病学研究中，针对种族差异的研究较多，但是职业的差异往往容易被忽视。而医务人员既有专业的医学背景，容易沟通与随访，又有其特殊的工作性质，所以是研究围绝经期综合征相关症状的理想职业人群。

一项针对1686名北京市围绝经期护士人群的调查发现，按发生频率排序，前六位的围绝经期综合征相关症状依次是疲乏（82.03%）、易激动（70.29%）、骨关节肌肉痛（69.74%）、头痛（64.73%）、失眠（58.11%）、心悸（56.76%）。还有一项针对北京中年女性医务人员的围绝经期综合征患病情况调查，结果显示有32.1%的中年医务人员患有围绝经期综合征，而围绝经期综合征相关症状的发生率从高到低排序依次为疲乏（84.1%）、骨关节肌肉痛（68.2%）、易激动（66.2%）、头痛（60.1%）、失眠（55.8%）、心悸（50.7%）、眩晕（46.3%）、抑郁（43.7%）、性生活异常（40.1%）、感觉异常（38.9%）、潮热（33.3%）、泌尿系统感染（20.6%）、皮肤蚁走感（17.2%）。其中，疲乏、骨关节肌肉痛、易激动是中年女性医务人员最常见的前三大临床症状，与北京市围绝经期护士人群调查的研究结果相一致。而与 CSMW 中的前三位症状——记忆力减退（57.9%）、易激动（46.1%）、背部疼痛（44.1%）有差异，可以看出围绝经期综合征相关症状与职业相关，且医务人员具有职业特殊性。

（2）疲乏、骨关节肌肉痛、易激动是中国女性前三位的围绝经期症状

结合前期的研究结果，围绝经期综合征最突出的症状是疲乏，在北京市医务工作者的调查研究中高达 84.1%，显著高于 CSMW 的结果（疲乏发生率 35.8%），也高于英国城市居民调查研究的结果（疲乏发生率 65%）。

为何医务人员的疲劳症状如此突出？ CSMW 指出，围绝经期及绝经后人群疲乏的发生率显著高于绝经前人群，但与年龄的增长无明显相关。另外，还有研究指出疲乏的症状与患者个人的负面情绪相关，即负面情绪更多的人更易感觉到疲乏，说明疲乏的影响因素还包括绝经状态与情绪状态。北京医务工作者的调查结果提示，大部分医务人员对生活满意或非常满意，考虑其疲乏症状的发生率之高可能与医护人员长期的紧张状态和超负荷的工作量有关。

医务人员的围绝经期综合征第二位症状为骨关节肌肉痛，在北京市医务人员中发生率高达 68.2%，在北京市护士健康研究中高达 69.74%，明显高于 CSMW 的发生率（33.2% ～ 59.7%），也高于英国和新加坡人群调查的发生率（51.7% ～ 54%）。出现

骨关节肌肉痛症状的高危因素包括缺乏体育锻炼、肥胖、促性腺激素波动、年龄增长、生活方式及整体健康状态。医务人员由于其职业的特殊性，容易缺乏锻炼，夜班和加班也极大影响了生活作息规律，进一步增加了骨关节肌肉痛发生的可能性。在围绝经期相关症状中，易激动症状也极为突出，在护士健康研究中发生率高达 70.29%，且在绝经后护士人群中发生率更高，而北京市医务人员研究中发生率为 66.2%，明显高于中国中年女性发生率（46.1% ～ 48.1%），也显著高于国外报道的发生率（25.1% ～ 38.8%）。所以，考虑职业、种族及绝经状态都对易激动症状的发生有一定影响。

（3）心态、情绪、悲观情绪、绝经状态、性生活频率影响围绝经期症状

围绝经期相关症状的影响因素很多，前期护士健康研究的结果指出：心态、情绪、一年内发生痛苦事件、绝经状态、性生活频率等会影响围绝经期症状的发生。

其中，绝经状态对围绝经期综合征症状的影响最大。不同的绝经状态，影响潮热、盗汗、感觉异常、失眠、骨关节肌肉痛、心悸、皮肤蚁走感及性生活异常等症状的发生率。其中大部分症状在绝经后人群中发生率最高，在绝经前人群中发生率最低，考虑与绝经后雌激素水平低下有关。

痛苦事件与悲观情绪也影响了围绝经期综合征症状的发生。一年内发生过痛苦事件的人群更容易出现潮热、盗汗、感觉异

常、失眠、易激动、抑郁、头晕、乏力、骨关节肌肉痛、头痛、心悸、皮肤蚁走感和泌尿系统炎症。其中，一年内发生过痛苦事件对抑郁症状发生率的影响最为显著（$OR=2.27$，$95\%CI$：$1.78 \sim 2.89$）。目前的研究表示只有性生活不满意的发生率与一年内发生过痛苦事件无明显相关。相比之下，悲观的情绪对围绝经期综合征的各项症状均有影响，当出现悲观情绪时，甚至连性生活不满意的发生率也明显上升（$OR=2.41$，$95\%CI$：$1.85 \sim 3.13$）。所以，中年女性的精神健康问题也需予以重视，应鼓励和提醒大家时刻保持乐观的心态，减少悲观情绪，积极面对已发生的痛苦事件，将有效改善围绝经期综合征的各项症状。

性生活频率也在一定程度上影响了围绝经期综合征的症状。具体来说就是有较高性生活频率的女性，相比较低频率或没有性生活的女性，在围绝经期综合征的症状方面有明显减轻，包括潮热、盗汗、感觉异常、易激动、头晕和抑郁症状。性生活也是女性日常生活的重要组成部分，而根据既往的研究报道，女性在围绝经期往往出现性欲下降和性交困难的情况，这样也容易进一步加重其他围绝经期症状。所以保障中年女性的性生活健康也是医疗工作者的一项重任。

（杨慕坤　整理）

（4）围绝经期膀胱过度活动症的发生增加

围绝经期是指妇女绝经前后的一段时间（从 45 岁左右开始至停经后 12 个月内），包括从接近绝经，出现与绝经有关的内分泌、生物学和临床特征起，至最后一次月经后 1 年。围绝经期是绝大多数女性步入老年前都会经历的一段时期，伴随着体内内分泌激素、心理等一系列的变化，在这种变化的期间，会伴随着一些慢性病的发生。

随着中国人口逐渐老龄化，老年人特有的健康问题正在给中国医疗保健系统带来新的挑战，特别是膀胱过度活动症（overactive bladder，OAB），目前已经成为影响老年人生活质量的因素之一。OAB 的患病率据报道为 10% ~ 15%。泌尿系统症状及情绪负担对 OAB 患者的生活质量有显著的负面影响，特别是那些湿性 OAB 伴有急迫性尿失禁的患者。据报道，OAB 也会对患者的社交生活产生不利影响。另有调查发现，绝经后女性 OAB 发病率明显增加。

1）围绝经期症状及膀胱过度活动症定义及其对女性生活质量的影响现状

OAB 是一种临床疾病，国际尿失禁协会将其定义为"尿急，通常伴有尿频和夜尿症，有或没有急迫性尿失禁（urinary incintinence,UI）"，没有尿路感染（urinary tract infection,UTI）或其他明确的病理学改变。OAB 在尿动力学上可表现为逼尿肌过度活动或其他尿道膀胱功能障碍。已有研究证实年龄与 OAB 之间的关联，40 ~ 50 岁个体的 OAB 患病率增加。围绝经期综合征是指由于激素水平波动，围绝经期和绝经后出现的一系列身体和心理症状。根据世界卫生组织 1996 年的报告，自然女性围绝经期通常发生在 45～55 岁。这份报告还指出，尿路症状在围绝经期女性中很常见，而雌激素治疗可能改善患者的一部分症状。这使我们推测围绝经期综合征和 OAB 之间可能相关。但是，这种相关是有争议的。在日常临床实践中，我们发现有严重围绝经期症状的女性比没有围绝经期症状的女性更容易发生 OAB。

2) 围绝经期症状与膀胱过度活动症的关系

我们对北大医院更年期门诊的一项横断面研究发现，围绝经期症状被确定为 OAB 的独立危险因素。此外，OAB 女性的校正 Kupperman 评分（modified Kupperman index, mKMI）、性交不适次数、UTI、眩晕、忧郁症和情绪波动的频率显著高于无 OAB 的患者。此外，我们还发现过去 6 个月的性交频率与 OAB 有关。围绝经期症状与 OAB 之间的关联证据有限，尤其是使用 mKMI 和膀胱过度活动征量表（overactive bladder symptom score, OABSS）来寻找两者之间关联的文章更加有限。

此前，由于缺乏评估这些综合征的工具，对围绝经期症状与 OAB 之间关系的评估非常困难；然而，现在我们可以使用 mKMI 和 OABSS 来评估这些综合征之间的关系，在中国人群中，mKMI 和 OABSS 分别用于评估围绝经期症状及 OAB 的信度和效度已经被证实。同时我们的研究显示围绝经期症状与 OAB 之间存在显著相关性。这一联系在之前的一项横断面研究中已有报道；然而，该研究纳入的人群主要为护士，此外，之前的研究表明 OABSS 分值随着 mKMI 分值的增加而增加。但是，以前的研究并没有调查 OAB 与过去 6 个月性交频率之间的关系，而主要侧重于 OABSS 和 mKMI 之间的关系。本研究确定了与 OABSS 相关的 5 项 mKMI 子项（性生活问题、UTI、眩晕、忧郁症和情绪波动），忧郁症和情绪波动是围绝经期的心理症状，心理压力与 OAB 之间的关联在之前的研究中已有报道。在本研究中，我们发现 UTI 与 OAB 具有最强的相关性，这与先前研究显示 UTI 和 OAB 之间存在关联的结果一致。另外，UTI 是围绝经期常见疾病之一，这也间接地表明围绝经期症状与 OAB 之间存在关联。然而，眩晕与 OAB 之间的关联仍不清楚。

在我们的研究中，我们确定了性交频率与 OAB 之间的关联，随着 OAB 严重程度的增加，每月性交次数减少。一些研究表明，性交频率与 OAB 之间存在关联。Milsom 和 Coyne 基于大量横断面调查的研究发现 OAB 患者的性健康状况比没有泌尿系统症状的患者差。另外，已经有报道证明了围绝经期症状对性交频率的负面影响。性活动可能与 OAB 有心理、生理或其他类似的关联。研究也证明了性健康与 OAB 之间的关系。然而，该研究仍未能完全解释清楚两者之间的关系。另外，上述研究表明，围绝经期和 OAB 都会导致性健康问题。由于横断面研究的局限性，未来应该对 OAB 与性健康问题之间的关系进行更多的研究。

最近的研究表明，年龄、BMI、糖尿病（diabetes mellitus, DM）和心脏病与 OAB 的发生有关；斯图尔特发现 BMI 大于 30

的患者伴急迫性尿失禁 OAB 的发病率是 BMI ＜ 24 患者的 2.2 倍。Liu 发现糖尿病持续时间 ＞ 10 年且年龄 ＞ 50 岁患者的 OAB 发病率比无糖尿病的 OAB 患者高 2.4 倍。因此，我们研究中的二元多变量逻辑回归分析排除了这些因素。许多大规模队列研究表明绝经与肥胖、DM、脑卒中和心脏病等都相关，这些疾病在围绝经期会加重。因此，围绝经期症状和 OAB 具有相似的风险因素，这可能解释它们之间的关联。在本研究中，9.43%（38/403）的参与者患有 OAB（6 名女性因使用激素药物或中药而被排除，因为这些可能影响围绝经期症状的评估），这个比率低于之前的人口调查报告，这可能是由于该研究与我们研究之间的女性入院率偏倚，以及我们研究中女性样本量有限所致。

同样，围绝经期和 OAB 之间的关联可以从生理上解释。首先，缺乏雌激素是围绝经期症状的主要原因。由于这些区域存在激素受体，雌激素有助于增加阴道、尿道和膀胱上皮细胞的细胞运动能力，以及三角肌和耻骨直肠肌的细胞运动能力。因此，雌激素可能通过不同机制引起泌尿系统症状。其次，OAB 发病率在绝经后升高。再次，围绝经期症状和 OAB 具有相似的风险因素，包括情绪和性功能。OAB 妇女的心理压力水平高于健康对照组；因此，压力水平与尿失禁密切相关。最后，孕激素受体存在于整个女性生殖道中。孕激素似乎对膀胱括约肌有不利影响，因为它会降低尿道和膀胱的肌张力。然而，2013 年关于尿失禁与绝经之间关系的调查对以前的研究进行了分析，并未发现围绝经期与尿失禁之间存在关联。但总体而言，调整年龄和纵向研究后发现围绝经期症状对尿失禁几乎没有影响。然而，我们研究的目的是确定围绝经期症状和 OAB 之间的关系，而不是围绝经期和 OAB。因为围绝经期症状产生原因不唯一，先前的调查结果显示生活方式、月经状况、种族和社会经济状况均为影响因素。但是需要进一步的证据来支持我们的研究结果。

绝经是绝大多数女性都要经历的，围绝经期症状主要是由围绝经期身体变化引起的。然而，其他因素，如社会经济地位、生活方式和营养可能在围绝经期症状中起作用。围绝经期症状是绝经的外在表现，但其严重程度因女性而异。并非所有经历围绝经期的女性都会发生 OAB，但有严重围绝经期症状的女性可能更容易发生 OAB。

总之，围绝经期症状可能与 OAB 密切相关，有严重围绝经期症状女性 OAB 的患病率可能较高。此外，性活动状况可能与 OAB 的严重程度有关。同时 OAB 的症状可以通过缓解围绝经期症状来减轻。

3）OAB 的发病机制

目前 OAB 的病因及发病机制尚不明确，主要存在以下几种学说。

神经源性学说：这是最经典的学说。膀胱排尿活动由神经支配，主要由脑桥上神经抑制膀胱的排尿反射，该神经的传导通路受到任何损伤，则会出现排尿的原始反射从而诱导逼尿肌过度活动，产生尿急等症状。这主要发生于脑血管意外损伤脑桥、脊髓损伤、多发性硬化等疾病。另外，外周神经发生异常也可能导致OAB。雌激素对膀胱的末梢神经数量有调节作用。de Fraga 等的研究提示，长期性激素缺乏导致膀胱壁神经纤维数目下降 65%。

肌源性学说：此学说主要解释膀胱出口梗阻患者的症状。由于膀胱内的压力升高，导致部分平滑肌神经失神经支配，自发动作电位的产生通常仅局限于膀胱平滑肌，而无细胞之间的传导。当平滑肌失神经支配时，动作电位在细胞之间的传导能力增加，导致平滑肌异常收缩。去神经化引起的平滑肌之间的微改变使感受膀胱压力及刺激的传入受体产生冲动，从而反馈到中枢，引起OAB 相关的感觉。肌源性学说还包括膀胱肌细胞离子通道改变学说，Morelli 等研究表明，OAB 患者膀胱中 L-型钙通道显著上调，RhoA/Rho 信号通路明显增强是导致不稳定收缩的重要原因之一。Sui 等发现，OAB 患者膀胱平滑肌钙离子通道的离子震荡较非OAB 患者强，提示 OAB 患者的逼尿肌自律性增强。雌激素和孕激素可以维持膀胱逼尿肌功能。雌激素通过刺激位于膀胱的受体来促进膀胱逼尿肌的生长。Smith 等研究发现，雌激素可以刺激间质细胞的增殖，并使之向平滑肌表型转变。机制可能为通过刺激某些生长因子，如成纤维细胞生长因子、转化因子 β 等来促进平滑肌细胞生长；另外，雌激素还可以增加膀胱血流，促进组织生长。陈军等报道，去卵巢的雌性大鼠膀胱逼尿肌肌间隙增大，肌细胞蜕变。肌细胞间隙增宽会导致信息传导速度减慢，肌细胞间协同性下降，最终导致逼尿肌功能紊乱，发生 OAB，雌激素和孕激素可逆转此反应，增加膀胱的厚度和重量。雌激素可以抑制胶原增生，保护细胞器。膀胱主要由平滑肌和胶原纤维组成，绝经后激素的缺乏会导致膀胱中胶原纤维过度增生，干扰膀胱肌细胞间的电传导，增加膀胱逼尿肌的不稳定性，影响逼尿肌的协同收缩。李亚珍等对不同雌激素水平大鼠膀胱的功能、组织形态和超微结构进行比较，结果表明去卵巢大鼠的膀胱会发生组织形态和超微结构的改变，膀胱功能变差，而补充雌激素后膀胱功能明显改善。雌激素对 L- 精氨酸 / 一氧化氮（NO）系统产生调节作用，L- 精氨酸 /NO 系统有直接或与其他神经递质相互作用间接调节逼尿肌舒缩的功能。饶婷等研究表明，大鼠膀胱 NO 水平随雌激素水平的变化而变化，主要表现为对神经元型一氧化氮合酶（neuronal nitric oxide synthase，nNOS）的调节，提示雌激素能调节膀胱 NO 和稳定膀胱功能。

膀胱上皮屏障学说：此学说是最近受到较多关注的学说之一。膀胱黏膜上皮屏障具有维持组织渗透压的作用，是隔绝尿液与膀胱逼尿肌外环境的重要屏障，该屏障包括膀胱黏膜上皮伞状细胞及黏多糖层。当膀胱上皮屏障通透性增高时，钾离子浓度上升会直接刺激膀胱逼尿肌，从而使逼尿肌发生不稳定收缩。与此学说有关的研究包括膀胱黏膜上皮的神经生长因子及 P2X3 受体、辣椒素受体 TRPV1，有研究显示这些受体与 OAB 有着密切关系。雌激素能影响膀胱壁黏多糖层。黏多糖层是膀胱的第一道保护层，对膀胱上皮细胞起到很好的保护作用，为膀胱上皮细胞提供微环境。有研究提示，去卵巢大鼠膀胱壁黏多糖层厚度在受到感染后逐渐消失，而接受雌激素治疗后膀胱壁黏多糖层能抵抗感染，从而维持膀胱上皮微环境的稳定。另外，定量反转录聚合酶链反应分析显示，氨基多糖合成受雌激素基础水平的影响。

神经激肽：膀胱括约肌的传导通路对于 OAB 的发生有重要影响，而内源性的速激肽，如物质 P、神经激肽 A 和神经激肽 B 均被证实为参与排尿中枢神经系统调节的物质，一项多中心的双盲临床随机对照试验证明，神经激肽 1 拮抗剂和托特罗定有相似作用，而雌激素具有调节神经递质信号的作用。

其他理论：绝经会引起患者精神状态的改变，尤其是能提高绝经期患者抑郁的发生率。长期的追踪研究显示，绝经与抑郁症的发生相关，绝经后血管的舒缩、激素的改变、睡眠及精神状态的改变均会引起抑郁的发生，而抑郁会引起下尿道综合征（lower urinary tract symptoms,LUTS）的发生。OAB 属于 LUTS 的一种症状，有证据显示患者的抑郁状态会增加 LUTS 的发生率，并且抑郁严重性与 LUTS 的严重性相关，同时抗抑郁治疗会使 LUTS 症状缓解。但迄今尚无直接证据证明绝经通过该途径与 OAB 相关。

4）OAB 目前的治疗进展

OAB 的治疗方法主要包括药物治疗、行为治疗和联合治疗。

①药物治疗

M 受体阻滞剂：M 受体阻滞剂是 OAB 的首选药物。传统的理论认为 M 受体阻滞剂选择性作用于膀胱，阻断乙酰胆碱与介导逼尿肌收缩的 M 受体结合，抑制逼尿肌不自主收缩，从而改善膀胱储尿功能。但这并不能完全解释 M 受体与 OAB 的关系，目前已知人体有 5 种 M 受体亚型（M1 ～ M5），其中 M2 和 M3 受体亚型主要在逼尿肌表达，尽管 M3 受体在膀胱中仅占 20%，但其是目前已知的唯一直接参与膀胱收缩的重要受体。目前国内常用的 M 受体阻滞剂主要有托特罗定和索利那新，托特罗定是膀胱组织高选择性 M 受体阻滞剂，在储尿期均衡阻断膀胱 M2、M3 受体与乙酰胆碱的结合，解除尿频、尿急、尿失禁等 OAB 症状。

其他药物治疗：主要包括 β 肾上腺素受体兴奋剂、α₁ 肾上腺素受体阻滞剂、速激肽、钾离子通道开放剂。这些药物均处于研究中，有待于进一步试验证明。

雌激素治疗：尚未见到单纯运用雌激素治疗 OAB 的报道。局部使用雌激素联合 M 受体阻滞剂可以收到很好的疗效。张珂等对 88 例确诊的 OAB 患者进行分组，将托特罗定与雌激素联合使用和单纯使用托特罗定的治疗结果进行对比，显示阴道雌激素软膏联合 M 受体阻滞剂治疗绝经后妇女 OAB 较单纯使用抗毒蕈碱药物治疗疗效显著。

②行为治疗

此疗法包括膀胱训练、盆底肌训练、排尿中断训练。廉伟对 24 例 OAB 患者进行行为干预，结果显示，单次尿量均较训练前增加，其中 20 例患者得到较为显著的改善。

③联合治疗

包括药物联合治疗、行为治疗联合药物治疗及针灸穴位治疗联合行为治疗。联合疗法之间可能存在协同作用。Burgio 等对美国 9 个临床中心 307 例患者进行的随机对照临床研究提示，行为治疗联合药物治疗对尿频症状的改善作用明显优于单纯药物治疗。危絮罡等对 62 例 OAB 患者在常规治疗及护理的基础上，实施穴位按摩及艾灸联合行为疗法治疗，分别于干预前及干预第 1 周、第 2 周、第 4 周测定患者最大尿流率、平均尿流率、尿量 3 项指标，并记录患者排尿次数、尿急症状评分及生命质量评估，结果发现第 2 周、第 4 周时临床症状及生活质量得到显著改善。

OAB 是一种多因素导致的疾病，其发生、发展与绝经存在密切关系。深入探讨两者之间的关系，将有利于 OAB 的预防和治疗，提升中老年女性生活质量。

（朱灵平　整理）

(5) 围绝经期代谢综合征的发生增加

代谢综合征（metabolic syndrome，MS）是由多种代谢成分异常引起的代谢紊乱症候群，可显著促进肥胖、高血压、糖尿病及高血脂的疾病进程。围绝经期妇女的性激素水平波动较急剧，可引起其他内分泌指标代谢紊乱，从而促进 MS 的发生。

以往不同的研究显示，MS 患病率在中国大约为 25%，在国外的发病率为 10% ~ 40%，MS 的患病率可能与地区、种族、饮食习惯、城乡区域、经济发展水平及不同的 MS 诊断标准有关。

我们针对参加北京大学第一医院更年期综合管理一日门诊的 403
例围绝经期综合征患者，做了一项调查研究，结果发现 394 名围
绝经期妇女中，代谢完全正常的占 23.86%（94/394）；有至少 1
项代谢问题，但不能诊断为 MS 的占 60.41%（238/394）。中心型
肥胖的比例为 52.79%（208/394），根据 MS 的诊断标准在符合
中心型肥胖的基础上，其他 4 项满足 0 项、1 项、2 项、3 项及
4 项的比例分别为 34.62%（72/208）、31.25%（65/208）、24.04%
（50/208）、9.13%（19/208）及 0.96%（2/208）。围绝经期妇女的
MS 合并率为 18.02%（71/394）。而 MS 前期状态（虽达不到国
际糖尿病联盟诊断标准但至少存在 1 项代谢问题）高达 59.1%，
目前远远高于国外，同时也提示我国如不重视 MS，患病率可能
会进一步升高。

围绝经期妇女合并 MS 的影响因素包括年龄、身体质量指数
（body mass index，BMI）、绝经情况、文化程度及初潮年龄。由
于随着年龄的增长，脏器功能下降，加上运动量减少等因素，容
易发生代谢紊乱。文化程度较高的患者对健康的重视程度较高，
代谢状况较好。多项针对女性 MS 的研究均指出，MS 的患病率
和 BMI、绝经情况明确相关，我们还发现初潮年龄和 MS 的患病
率相关，这在国内外尚鲜有相关报道，MS 患者比无代谢问题的
人平均初次月经要早，我们推测，初潮年龄越晚，围绝经期发生
MS 的可能性越小。

MS 患者多血压偏高，可加重眩晕等脑血管症状；同时 MS

中肥胖患者较多，长期肥胖可以加重肌肉和骨关节的负担，这在我们的研究结果中均有统计学意义。研究还发现，潮热汗出、头痛及心悸这 3 项常见围绝经期症状虽对围绝经期妇女合并 MS 的影响无统计学意义，但 P 值均接近 0.05，故猜想如果增加样本量可能也会有统计学意义。血压增高可以引起头痛，交感神经兴奋可以导致潮热汗出和心悸，而 MS 的患者多血压较高，代谢紊乱可能影响交感神经兴奋性。这些证据均提示 MS 会加重围绝经期相关症状，所以我们在管理围绝经期综合征的患者时应重视对 MS 的处理，管理好患者的各项代谢指标可能也会缓解其围绝经期症状。

综上所述，围绝经期妇女的代谢问题应引起充分重视，早期发现、早期干预及早期管理具有重要意义。医护人员应重视对围绝经期妇女 BMI 的控制，指导其正确运动和合理饮食，帮助其控制体重，减少其 MS 的发生，全面改善其健康状况。

参考文献

1. Wyman J F, Burgio K L, Newman D K.Practical aspects of lifestyle modifications and behavioural interventions in the treatment of overactive bladder and urgency urinary incontinence.Int J Clin Pract, 2009, 63 (8)：1177-1191.

2. 王驭良，许克新，胡浩，等 . 北京地区成年女性膀胱过度活动症流行病学调查及对患者生活质量的影响 . 中华泌尿外科杂志，2010，31 (8)：550-554.

3. Abrams P, Cardozo L, Fall M, et al.The standardisation of terminology of

lower urinary tract function：report from the Standardisation Sub committee of the International Continence Society.Neurourology and urodynamics，2002，21（2）：167-178.

4. de Groat W C.A neurologic basis for the overactive bladder.Urology，1997，50（6A Suppl）：36-52.

5. de Fraga R，Palma P，Dambros M，et al.Estrogen replacement avoids the decrease of bladder innervations in ovariectomized adult virgin rats：in vivo stereological study.Int Urogynecol J Pelvic Floor Dysfunct，2009，20（5）：591-595.

6. Turner W H，Brading A F. Smooth muscle of the bladder in the normal and the diseased state：pathophysiology，diagnosis and treatment.Pharmacol Ther，1997，75（2）：77-110.

7. Morelli A，Squecco R，Failli P，et al.The vitamin D receptor agonist elocalcitol upregulates L-type calcium channel activity in human and rat bladder.Am J Physiol Cell Physiol，2008，294（5）：C1206-C1214.

8. Sui G，Fry C H，Malone-Lee J，et al.Aberrant Ca^{2+} oscillations in smooth muscle cells from overactive human bladders.Cell Calcium，2009，45（5）：456-464.

9. Smith P，Rhodes N P，Ke Y，et al.Upregulation of estrogen and androgen receptors modulate expression of FGF-2 and FGF-7 in human，cultured，prostatic stromal cells exposed to high concentrations of estradiol.Prostate Cancer Prostatic Dis，2002，5（2）：105-110.

10. 陈军，周云晓，余燕岚，等 . 性激素对卵巢切除后大鼠膀胱结构和功能的作用 . 中华医学杂志，2008，88（26）：1851-1854.

11. 李亚珍，杨欣，吴士良.雌激素对大鼠膀胱功能及Ⅰ、Ⅲ型胶原蛋白基因表达的影响.中华医学杂志，2006，86（17）：1210-1213.

12. 饶婷，张孝斌，程帆，等.老年雌鼠膀胱功能障碍与雌激素及一氧化氮的关系.中华实验外科杂志，2009，（12）：1752-1752.

13. 张爱建.膀胱黏膜上皮与膀胱过度活动症关系的研究进展.国际泌尿系统杂志，2012，32（5）：662-665.

14. Anand M，Wang C，French J，et al.Estrogen affects the glycosaminoglycan layer of the murine bladder.Female Pelvic Med Reconstr Surg，2012，18（3）：148-152.

15. Frenkl T L，Zhu H，Reiss T，et al.A multicenter，double-blind，randomized，placebo controlled trial of a neurokinin-1 receptor antagonist for overactive bladder.J Urol，2010，184（2）：616-622.

16. Etgen A M.Estrogen regulation of neurotransmitter and growth factor signaling in the brain.Hormones，brain and behavior，2002，3：381-440.

17. 潘宋斌，万琳，邵卫，等.绝经期女性脑梗死患者血清雌二醇及同型半胱氨酸的相关性分析.神经损伤与功能重建，2012，07（3）：193-194.

18. Vivian-Taylor J，Hickey M.Menopause and depression：is there a link？Maturitas，2014，79（2）：142-146.

19. Cortes E，Sahai A，Pontari M，et al.The psychology of LUTS：ICI RS 2011.Neurourology and urodynamics，2012，31（3）：340-343.

20. Mansfield K J.Role of fesoterodine in the treatment of overactive bladder.Open Access J Urol，2009，2：1-9.

21. 宗德斌，邓昕，赵积晔，等．膀胱过度活动症的药物治疗研究进展．中国医师进修杂志，2010（23）：76-78.

22. 张珂，王艳芳．托特罗定联合雌激素治疗绝经女性 OAB 的疗效观察．中国妇产科临床杂志，2011，12（4）：278-280.

23. 廉伟．行为疗法在女性膀胱过度活动症患者护理中的应用．临床护理杂志，2009，8（5）：20-22.

24. Burgio K L，Kraus S R，Borello-France D，et al.The effects of drug and behavior therapy on urgency and voiding frequency.Int Urogynecol J，2010，21（6）：711-719.

25. 危椠罡，程宛钧．穴位按摩及艾灸联合行为疗法护理干预膀胱过度活动症 6 例．福建中医药，2012，43（4）：34-35.

（孙加鑫　整理）

12. 围绝经期症状治疗

（1）黑升麻异丙醇提取物在缓解围绝经期症状上与替勃龙等效

围绝经期是每个女性生命中的必经过程，在围绝经期阶段，女性可能被潮热、失眠、心悸、烦躁、骨关节痛等多种不适症状困扰。我国是人口大国，随着社会老龄化进程的加剧，我国老年女性人口庞大且逐年增加，如何安全有效地缓解广大女性围绝经期的不适是热点问题。

现阶段临床应用的缓解围绝经期症状的治疗多种多样，性激素、植物药、中医药、运动疗法等都是研究中常涉及的治疗方法。激素补充治疗是缓解围绝经期症状切实有效的方法,通过外源性补充雌激素及孕激素从而缓解体内因女性激素不足导致的各种症状。但激素补充治疗有其禁忌证,不明原因阴道出血、血栓疾病、严重的肝肾功能障碍等多种情况是不能使用性激素治疗的。鉴于性激素可作用于子宫内膜、乳腺等激素敏感组织,且激素治疗会增加血栓风险,许多女性"谈激素色变",许多医务人员也对激素的使用有所顾忌。

我国 2012 版《绝经期管理与激素补充治疗临床应用指南》指出,对于尚不适合、不愿接受激素补充治疗的患者,以及存在激素补充治疗禁忌证的女性,可以选择非激素制剂治疗,如黑升麻异丙醇提取物。黑升麻用于治疗围绝经期症状已有很长的历史,从 20 世纪 50 年代起,黑升麻便被报道用于治疗围绝经期综合征。北美更年期联合会和美国妇产科医学会均推荐植物药(如黑升麻)治疗潮热症状。黑升麻异丙醇提取物不含植物雌激素,不升高体内雌激素的水平,不良反应发生率低,是安全有效的治疗药物。

替勃龙是临床上常用的缓解围绝经期不适症状的性激素类药物之一,其有效性和安全性被诸多研究证实,得到临床工作组的广泛认可。我们研究团队在中国 3 个城市的 5 个临床中心开展了黑升麻异丙醇提取物和替勃龙疗效比较的随机、双盲、平行对照研究,研究容纳 244 名围绝经期综合征患者(Kupperman 评分≥

15），治疗周期为 12 周，黑升麻异丙醇提取物（莉芙敏）组每日 2 次口服莉芙敏片各 20 mg，替勃龙组每日口服替勃龙 2.5 mg。结果显示，在研究第 4 周、第 12 周时，两个药物组患者的围绝经期症状较治疗前均显著缓解，且两组的疗效无明显差异。不良反应方面，两组患者治疗后肝肾功能、血脂等无明显改变，但黑升麻异丙醇提取物组较替勃龙组阴道出血、乳房胀痛发生率低，黑升麻异丙醇提取物组治疗后子宫内膜增厚的发生率低于替勃龙组，黑升麻异丙醇提取物组无子宫内膜异常增生，替勃龙组 1 例患者经病理学检查提示子宫内膜部分腺体复杂性增生。综上所述，黑升麻异丙醇提取物和替勃龙的治疗作用相似，但安全性优于替勃龙，是临床工作者的重要工具。

（2）黑升麻异丙醇提取物不增加子宫肌瘤的大小

黑升麻被用于治疗围绝经期症状已有多年历史，但其作用机制目前尚无明确结论，鉴于黑升麻可以缓解潮热、焦虑、失眠等多种神经内分泌系统症状而自身无性激素样作用，近年来学界观点认为黑升麻提取物可以直接参与中枢神经系统的调控，并且和多种神经递质通路的功能相关，如 5-HT 通路、多巴胺通路、内源性阿片肽通路、γ- 氨基丁酸通路等。既往研究已证实，黑升麻不含植物雌激素，不具有雌激素样作用，不升高体内雌激素的水平，也不干扰体内黄体生成素脉冲频率，对子宫肌瘤，以及子宫内膜及乳腺等性激素靶向器官无不良影响，因此，雌激素相关肿瘤患者或有雌激素禁忌证或慎用证的女性可考虑使用黑升麻缓解绝经相关症状。我国 2013 年《绝经相关激素补充治疗的规范诊疗流程》指出子宫肌瘤患者应慎用激素补充治疗，肌瘤直径小于 3cm 者，可常规使用激素补充治疗，肌瘤直径 3 ～ 5 cm 的，应加强随访。

前文提到的多中心、随机、双盲、平行对照的黑升麻提取物（莉芙敏）及替勃龙药物比较研究中，244 名受试者中共有 62 名女性同时患有子宫肌瘤，其中黑升麻异丙醇提取物组 34 名，替勃龙组 28 名。在用药前和用药 12 周后对患有子宫肌瘤的受试者进行经阴道 B 超，评价子宫肌瘤的大小。结果显示，用药 12 周后，黑升麻异丙醇提取物组肌瘤体积下降 30%，替勃龙组肌瘤体积增长了 4.7%。黑升麻异丙醇提取物组和替勃龙组治疗前后肌瘤体积的变化率、肌瘤平均直径的差值、肌瘤几何直径的差值均有显著性差异。研究提示，黑升麻异丙醇提取物在有效治疗中年女性围绝经期综合征的同时可能部分抑制子宫肌瘤的增长。替勃龙治疗不影响子宫肌瘤的自然生长过程。

综上，对有性激素替代治疗禁忌证或慎用证的围绝经期综合征患者而言，黑升麻提取物是可选择且有效的治疗方案之一。

（席思思　整理）

（3）运动疗法能有效缓解围绝经期症状，改善围绝经期生活质量

围绝经期是妇女从成年期进入老年期所必须经历的一个生理阶段，亦是妇女从生殖功能旺盛状态过渡到非生殖状态的年龄阶

段。伴随着卵巢衰老的进程，围绝经期妇女可能会出现由性激素变化引起的月经紊乱、血管舒缩功能障碍、神经精神症状等围绝经期表现。围绝经期也是老年女性慢性疾病如骨质疏松、心血管疾病和老年痴呆等的起始阶段。围绝经期症状具有多样性和复杂性，其预防和治疗是近二十余年来研究的热点。

目前的主要治疗方法有性激素、植物药、行为治疗等。随机、安慰剂或激素治疗对照的研究结果提示，有氧运动（如规律散步）、呼吸训练、瑜伽等可有效改善围绝经期症状，提高生活质量。北美更年期协会和英国皇家妇产科医师学会指出，有氧运动、规律锻炼等方法是治疗有轻、中度围绝经期症状妇女的首选治疗方法。在中国，因顾虑药物不良反应，性激素治疗并没有被广泛接受，绝大多数患者选择顺其自然或忍耐症状度过围绝经期。通过低经济支出、高健康回报的有效锻炼来缓解围绝经期症状的研究是非常有价值的。近年来有关运动疗法治疗围绝经期综合征的研究日渐增多。本章节将对运动干预对围绝经期综合征的影响进行相关概述。

1）围绝经期综合征运动治疗的方式及强度

有关围绝经期综合征的运动方式有很多种，目前已有的研究中有效果的运动方式包括气功类和非气功类两大类。

①运动方式

八段锦：八段锦是我国传统气功类运动方式的一种，其口诀为"两手托天理三焦，左右开弓似射雕，调理脾胃单臂举，五劳七伤往后瞧，摇头摆尾去心火，两手攀足固肾腰，攒拳怒目增气力，背后七颠百病消"，以肢体开合动作寓于阴阳运动之中，可养形怡神，使锻炼者注意力得到明显提高，促进神经系统与肢体动作谐调一致。国内既往有研究探索了八段锦对围绝经期综合征的影响，结果显示八段锦组围绝经期躯体症状、生活质量得到明显改善。马素慧等探讨了八段锦对围绝经期综合征及抑郁的康复效果，并与步行锻炼进行了比较，结果表明步行和八段锦等运动训练均可明显改善围绝经期妇女的身心症状，但八段锦缓解围绝经期躯体症状，改善围绝经期抑郁症状效果更佳。

瑜伽：瑜伽是源于印度的健身气功，通过对心脏迷走神经的调节，减慢心率，降低心脏负荷，缓解神经紧张，促进血液循环，有效提升身体的新陈代谢。国内有关瑜伽对围绝经期综合征影响的研究发现，围绝经期女性经过瑜伽锻炼后自主神经、精神心理、生殖、骨关节、心血管方面较不锻炼组改善显著。此外，肺活量、心率、舒张压、收缩压、台阶指数、睡眠质量及焦虑程度均得到改善。2018年发表的一篇meta分析显示，瑜伽可有效改善失眠症状。

太极拳：太极拳是结合易学的阴阳五行之变化、中医经络学、古代的导引术和吐纳术形成的一种内外兼修、柔和、缓慢、轻灵、刚柔并济的中国传统拳术。有研究发现，经常进行太极拳锻炼可以使机体内三磷酸腺苷产生增加，肌肉收缩能力加强，并且关节周围相关肌肉的持续收缩时间减少，肌纤维胶原黏合力降低，能有效地提高身体的平衡能力，降低骨折风险。国内研究发现，太极拳运动可使围绝经期妇女骨密度增高，减少骨质疏松的发生，并可促进机体有氧代谢，有效缓解紧张、焦虑、烦躁等症状。

健康大步走：健康大步走是非气功类运动方式的一种。健康大步走可通过提高自主神经系统调节功能，减轻心血管方面症状，缓解心悸、心率加快、假性心绞痛等围绝经期因自主神经功能紊乱诱发的心血管方面症状。其次，运动可改善机体的代谢水平。我们既往发表在 *Menopause* 上的随机对照试验（randomized controlled trail，RCT）研究发现，健康大步走可以显著降低围绝经期综合征患者 KMI 总分，以及感觉异常、失眠、易激动、骨关节痛或肌肉痛、疲乏、头痛、皮肤蚁走感及性生活单项症状评分，并可以显著降低患者体重、BMI、腰围、甘油三酯及总胆固醇水平。国内同样有研究探索了步行锻炼对围绝经期综合征患者生活质量的影响，结果显示锻炼组围绝经期妇女睾酮、黄体酮、雌二醇激素水平较对照组明显增高，围绝经期焦虑症患者的焦虑水平改善显著，表明其对围绝经期妇女生活质量的提高具有重要意义。

音乐运动：音乐运动疗法由"悠闲地整理、欢快地跳跃、优美的舞姿、轻松的节奏、舒缓地拉伸"五部分运动构成。有研究认为音乐运动可以调节神经内分泌系统，改善卵巢内分泌功能，进而使体内雌孕激素水平维持在一定范围内。国内有研究探索了音乐运动疗法对围绝经期综合征的影响，发现运动干预 2 个月后头晕、潮热、心悸等症状改善较明显。易淑明等选取抑郁自评量表（self-rating depression scale，SDS）评分指数 $\geq$ 0.5、Kupperman 评分 $\geq$ 15 的患者 100 例，随机均分为两组，进行 24 周音乐运动后，实验组较对照组 SDS 评分和 Kupperman 评分明显下降。

其他：国内同样有研究报道了其他锻炼方法，如跳绳、踢毽子、健美操等，可以不同程度地改善围绝经期患者抑郁、失眠等症状，调节患者 T、E_2 等激素水平，改善围绝经期患者的生活质量。

②运动强度

2015 年中华预防医学会妇女保健分会制定的《更年期妇女保健指南》指出，适宜的运动有益健康，可以提高机体脂肪的供能比例，可以改善脂质代谢，对维持正常血压、降低血清胆固醇水平、提高心肺功能都有积极作用。围绝经期妇女在运动锻炼中应尽量避免肌肉－关节－骨骼系统损伤，推荐锻炼的最佳强度为每周至少 3 次，30 分钟 / 次，强度达中等。另外，每周增加 2 次额外的肌肉力量锻炼益处更大。建议每天进行累积相当于步行 6000 步以上的身体活动。根据运动时的心率来控制运动强度。中等强度的运动心率一般应达到 150 次 / 分钟。对于肥胖患者，建议轻度肥胖的成人患者每月减少体重 0.5 ～ 1kg，中度以上成年肥胖患者，每周可减少体重 0.5 ～ 1kg。减少热量 125 ～ 250kcal/

天是较长时间内的最低安全水平。

我们既往的 RCT 研究发现健康大步走可有效改善围绝经期感觉异常、失眠、易激动、骨关节痛或肌肉痛、疲乏、头痛、皮肤蚁走感及性生活症状，是很好的有氧运动方式。推荐标准姿势为昂首挺胸，每步迈开 60 ～ 70 厘米，大幅度摆动双臂，最好同时交替握拳，增加握力，建议穿平底运动鞋、合体而吸汗的开衫上衣，以方便锻炼者在感到热和出汗的时候脱下。要在光线适宜、视野开阔的平地行走，速度保持在每分钟 100 米。行走的路程为 2 公里，走 3500 ～ 4000 步，每周 3 次或以上，每次 30 分钟，为了减重则每天须走 45 分钟，持续 12 周或以上。结束健康大步走时，心率与年龄之和应该达到 170。国内太极拳的研究指出，太极拳运动时间为 30 分钟 / 次，一天锻炼 2 次，累计时间为 60 分钟，对围绝经期综合征有明显改善。静坐少动的围绝经期患者开始运动时间安排不应过长，应从低限度开始，缓慢并有规律地进行，且应该安排 6 周左右的适应阶段，确保安全、有效。总之，围绝经期患者在实施运动处方时，要根据自身情况及时适应或者调整运动强度，最后达到最佳的干预效果。

综上所述，适合围绝经期患者的运动方式主要以有氧运动为主，在选择时，不仅要根据个人爱好，还要根据自己的情况进行考虑。女性在 35 ～ 45 岁期间，隐性围绝经期症状越来越多见，由于压力过大，应首选步行、慢跑、有氧健身操、瑜伽等以健身、娱乐、休闲为主的运动方式。身体超重、肥胖的围绝经期女性常伴有高血压、糖尿病、冠心病等疾病，可以选择强度小并能陶冶情操的运动方式，如轻松的漫步、简单的伸展活动等，伴有消化系统疾病的围绝经期女性应避免震动性较大的项目，如仰卧起坐等。

2）运动对内分泌系统的影响

陈金鳌等指导女性围绝经期患者进行长达 6 个月的有氧锻炼、抗阻锻炼和健身气功锻炼，并通过测定体内激素水平、自由基代谢相关酶和心理健康等相关指标的变化情况，探索运动干预对围绝经期综合征的作用。结果发现，中等强度的有氧运动和抗阻运动都有助于增加围绝经期女性的血清雌二醇水平，降低血清FSH 水平，提高机体自由基代谢水平，有效缓解围绝经期患者出现的焦虑、抑郁等症状。周先进选取 28 名身心健康的绝经女性实施 6 个月的体育舞蹈干预，检测训练前后受试者的雌二醇、孕黄体酮、睾酮等激素指标，结果显示，雌二醇、睾酮测量值比锻炼前提高。此外，2016 年一项 meta 分析显示，健身气功运动干预（八段锦等）、非健身气功运动干预（步行等）和音乐运动干预在降低 FSH、升高 E_2 方面优于不进行任何方式干预组，但在降低 LH 方面试验组与对照组相比没有统计学意义，提示长期进行体育、舞蹈锻炼可以改善卵巢功能，促进机体内分泌系统的平衡。

3）对围绝经期综合征症状的影响

围绝经期综合征发病因素与种族、社会、文化背景、环境、地理位置相关，也与年龄、受教育程度、生活环境、就业压力、运动状况、激素状况、配偶健康状况、性生活情况等诸多因素有关。1982 年，Wallace 等首次提出运动能缓解妇女围绝经期症状，并通过增加雌二醇的浓度，延迟闭经的发生。近期，许多研究发现，6 个月的有氧运动干预可显著改善围绝经期综合征患者的症状，且与激素替代治疗组疗效无统计学差异。同样地，我们的研究也发现，经过 12 周健康大步走运动，干预组 KMI 总分及失眠、易激动、疲乏等各单项症状得分显著降低，进一步提示了健康大步走在围绝经期综合征中的治疗价值。

①运动对潮热、汗出症状的影响

潮热、汗出是围绝经期的特征性症状，其发生频率、持续时间及严重程度具有明显的个体差异。有文献指出，欧洲和北美女性围绝经期潮热、汗出症状高发，74% 的围绝经期女性有血管舒缩症状，围绝经期妇女潮热出现率甚至可高达 88%。亚洲女性似乎围绝经期综合征发病率低于西方女性，且中国女性潮热、汗出的发生率相对低于西方女性。Romani WA 等已经证实，通过规律运动和呼吸训练及集中注意力训练可以使机体放松，从而显著降低围绝经期女性潮热的发生频率及严重程度。此外，规律的运动可以显著改善轻度潮热的发生频率及严重程度。Woods 等的研究结果表示，瑜伽干预对减轻围绝经期潮热症状有明显效果，同时也对睡眠、心情、疼痛等有明显改善。但是，关于运动是否可以缓解潮热、汗出症状存在争议。

部分研究发现，运动有时并不改善潮热症状，剧烈运动

（≥ 3 次 / 周）反而会增加其发生频率或严重程度。Freedman RR 等根据动物实验结果提出假说——"运动是潮热发生的诱导因素之一"。但我们既往的 RCT 研究发现，12 周的健康大步走运动不增加潮热、汗出的发生频率及严重程度，但潮热、汗出 KMI 单项得分也未得到改善，与 Newton 等研究结果一致，其 RCT 研究同样未发现 12 周的瑜伽锻炼可以改善围绝经期女性血管舒缩症状，但对失眠症状有效。Kim MJ 等的研究同样未发现运动干预可以改善围绝经期女性潮热、汗出等血管舒缩症状及性生活相关症状，且与运动强度不相关。

②运动对精神神经症状的影响

处于围绝经期的女性常会出现烦躁、抑郁、易激动、失眠、焦虑、多疑、头痛、头晕、健忘等神经精神症状。这些症状与社会、生理、心理等多种因素密切相关，如工作压力巨大、因退休离开了熟悉的工作环境、子女长大成人离开家庭、夫妻关系不和睦等都可能诱发神经精神症状。其中易激动为中国女性围绝经期综合征第二位患病症状，抑郁或疑心症状相对发生率低，且与生活方式、身体耐受性、心理因素、经济状况等相关。M.Ueda 研究发现，运动可以改善围绝经期综合征症状，尤其对感觉异常及抑郁、疑心等精神心理症状具有显著治疗效果。此外，部分研究提示短期的瑜伽锻炼可以改善围绝经期女性的心理症状，且可以改善抑郁情绪较重人群的性生活症状，也间接证实了运动对抑郁情绪的治疗价值。但是，目前仍然缺乏运动对抑郁情绪治疗价值的有力证据。我们既往的研究结果支持健康大步走运动疗法对易激动及感觉异常的肯定治疗意义。但是，组间结果比较不支持运动对抑郁情绪的改善效果，与 M.Ueda 研究结果不一致。可见，运动对缓解精神神经症状的有效性有待进一步证实。

③运动对失眠、心悸症状的影响

失眠是围绝经期综合征患病女性的常见症状，严重降低了围绝经期女性的生活质量。既往研究证据显示瑜伽除了可以减轻围绝经期女性血管舒缩症状和心理症状，在改善盗汗相关的睡眠困扰方面瑜伽有轻微效果。2018 年发表的一篇 meta 分析显示，瑜伽可有效改善围绝经期女性失眠症状，但在改善其他围绝经期症状方面未见明显效果。但同样有研究认为，瑜伽只能轻微改善既往睡眠不好且具有血管舒缩症状围绝经期女性的睡眠质量。此外，约有 1/4 的围绝经期女性会有心悸、血压不稳定等症状，偶见胸痛、濒死感等严重症状，导致反复急诊就医，而经过多项专科检查，甚至 24 小时心电图监测、24 小时血压监测、冠状动脉造影，也难以解释此类症状。国外有研究发现，运动干预可以改善围绝经期及绝经后女性心悸症状。我们既往的研究结果提示，12 周的健康大步走运动可以显著降低围绝经期综合征患者的失眠症状 KMI 评分，但是对围绝经期综合征患者心悸症状的影响未见治疗效果，目前仍需要进一步大量的研究探讨运动疗法对围绝经期综合征患者心悸症状的影响。

④运动对肌肉、骨骼症状的影响

肌肉、骨骼症状是亚洲妇女最常见的围绝经期症状，主要表现为疲乏、骨关节肌肉痛等。大量的横断面调查得出，肌肉、骨骼症状的发生率为 51.4% ～ 60.8%。我们既往的研究发现，疲乏为围绝经期女性最突出的症状，高达 81.72%，第三位高发症状即为骨关节肌肉痛，达 69.55%。肌肉、骨骼症状的确切发生机制尚不十分清楚，目前认为是多因素综合作用的结果，如性别、年龄、地理环境、工作方式、吸烟、运动、职业、家庭人均月收入、肥胖、绝经等。FSH 升高或雌二醇水平降低影响骨量的变化及骨骼肌体积变化已经被 Orsatti FL 等证实，且受不同运动模式的影响。经常锻炼的妇女比久坐的妇女骨关节肌肉疼痛发生率低，而力量的训练是一种增加围绝经期女性骨骼肌功能，减轻骨关节肌肉痛的有效方式。我们既往的 RCT 研究结果也进一步表明，健康大步走运动有效改善了疲乏、骨关节肌肉痛症状，为亚洲围绝经期综合征女性开拓了一种新的治疗模式。

在改善围绝经期女性骨质疏松症状方面，国内有研究指导绝经妇女进行连续 10 年，每周 3 次，每次 1 小时的有氧运动，结果表明，受试者体内钙和骨密度的含量高于未锻炼的同龄女性。Courneya KS 等对围绝经期综合征患者进行连续 4 年的游泳运动干预，发现游泳能改善骨骼系统的代谢和功能，有效预防骨质疏松，从而使得围绝经期综合征女性获益。

⑤运动对性生活症状的影响

围绝经期女性可出现阴道上皮变薄、阴道弹性下降、阴道分泌物几乎消失、宫颈缩小、阴道穹隆变浅、子宫体积缩小等变化。此外，阴道内由于缺乏糖原，导致菌群失调，致病菌容易生长，容易发生老年性阴道炎。因此围绝经期女性往往出现阴道干涩、性交困难、性交疼痛等性生活症状，而运动是否可以改善围绝经期这些相关症状目前仍存在争议。Erika Borkoles 等探讨了运动锻炼对围绝经期女性的影响，研究中应用标准 Greene 围绝经期量表对围绝经期症状进行评分，结果发现运动干预除了可以减轻围绝经期女性精神神经症状及躯体形式障碍症状，性生活症状同样可以得到有效改善，与我们既往的研究结果一致，我们的研究同样证实健康大步走运动可以有效改善性生活症状。但是，Kim MJ 等研究未发现运动干预可以改善围绝经期综合征女性性生活相关症状，且与运动强度不相关。Cramer H 等的 meta 分析研究同样未发现瑜伽运动可以改善围绝经期女性泌尿生殖道相关症状。

4）运动对免疫系统的影响

周先进等安排围绝经期患者进行 6 个月的体育、舞蹈锻炼，对绝经女性 IgA、IgM、IgG 含量进行比较，结果发现，进行运动干预后各测试数值较锻炼前都有所提高，说明长期进行体育、舞蹈运动，能促进使机体增强免疫能力的细胞因子及生长素、内啡肽的释放，从而提高血清免疫球蛋白水平，增强机体免疫能力。

5）运动对体内血脂、胆固醇等水平的影响

围绝经期综合征女性由于体内雌激素水平下降，代谢综合征发生风险明显增加，肥胖症、糖尿病、高血压、冠心病等心脑血管疾病发生率显著上升。我们既往的研究发现，经过 12 周健康大步走运动干预，围绝经期综合征女性体重、BMI 及腰围指标组间及组内比较均显著降低，与既往研究结果相似。此外，经过运动干预后，围绝经期综合征患者血浆 TG 和 TCHO 的含量显著降低，但 LDL、HDL、血糖的结果运动前后并无统计学差异。但是既往 A.Evolahti 等研究证实了高强度的运动可以提高 HDL，降低 LDL 及 TCHO 水平，改善血脂状况，降低心脑血管疾病发生率，与 Kim MJ 等研究结果一致，其探讨了运动强度与围绝经期症状、腰围、血脂、HDL 等关系，发现运动组腰围及 TG 水平较观察组均明显下降，HDL 水平有所升高，且随着运动强度升高，这种改变更明显，但中等强度运动组较高强度、低强度运动组围绝经期精神神经症状改善情况及绝经期生存质量量表评分（the menopause-specific quality of life，MENQOL）更显著。可见运动治疗对围绝经期综合征女性血脂、胆固醇等水平的影响仍需更大样本量、不同职业人群及更长运动时间的研究来进一步证实。

6）总结

综上所述，近年来许多研究已经证明运动疗法能够促进围绝经期女性内分泌系统的平衡，增强免疫系统的能力，有效防止骨质疏松，对缓解围绝经期症状具有显著效果。其中运动的种类多种多样，包括气功类和非气功类，如八段锦、瑜伽、太极拳、健康大步走、音乐运动、跳绳等。而运动处方是一种科学的定量化体育锻炼计划，目的明确，针对性较强，合理的运用运动处方，能够使患者获得更高的效益。从目前已有运动强度及疗程的临床观察来说，中等强度、持续时间长、有规律的有氧运动对围绝经期综合征的治疗效果较为显著。但由于目前运动之间比较的大样本随机双盲研究较少，因此对于哪种运动更适合围绝经期患者仍缺乏足够的循证医学证据。在今后的研究中可以针对围绝经期患者出现的不同症状，寻求制定适合患者的最佳运动强度及最有效运动时间，努力使每一位女性都可以平稳、快乐地度过围绝经期。

（张　婧　整理）

（4）健康宣教联合饮食、运动督导可有效缓解围绝经期症状

为了更好地了解绝经前后女性的生活状况，我们研究团队对千余名绝经前后的女性进行了调查，结果显示，多数女性在绝经前后被多种绝经相关症状困扰，近七成有疲乏、易激动、骨关节肌肉痛、失眠、潮热症状；绝经前后的女性饮食结构不合理，油脂摄入超标，鱼虾类、大豆类及坚果等食物摄入不足，饮食相关健康知识欠缺；半数以上女性缺乏体育锻炼；近半数女性体重超标；高脂血症、糖代谢异常、骨质疏松等疾病高发。

英国皇家妇产科医师学会、北美更年期协会指出，有氧运动是围绝经期妇女血管收缩症状的治疗手段之一；规律体育锻炼等多种改变生活方式的方法是治疗轻、中度绝经相关症状的首选。既往研究还提示饮食种类与潮热发生有相关性，合理荤素搭配者

潮热发生率低于素食者。

运动缓解绝经相关症状的机制可能有以下几点：

①去甲肾上腺素是神经系统重要的神经递质，运动能提高脑内去甲肾上腺素及其代谢产物的浓度，进而调整中枢神经系统的功能。围绝经期综合征中潮热的发生与去甲肾上腺素相关，因此运动可改善潮热症状。

②运动可以促使体内释放内源性阿片肽，尤其是 β 内啡肽，此类物质可以协助调节体温，降低疼痛敏感性，降低心率和呼吸频率。

③运动可以帮助患者减轻体重，进而降低骨关节的负荷，减少骨关节炎的发生。

我们团队首次提出对围绝经期综合征患者开展健康宣教联合饮食、运动督导，经研究证实该方案切实有效。研究首先对就诊患者进行绝经相关症状评分，将轻度及中度围绝经期综合征的患者平均分为两组，干预组和对照组。干预组给予每周 2 次的健康宣教及饮食、运动督导，对照组为自然状态。研究提示，围绝经期综合征患者接受 3 个月的健康宣教联合饮食、运动督导后，潮热/汗出、感觉异常、失眠、易激动、抑郁/疑心、眩晕、疲乏、骨关节及肌肉痛、头痛、泌尿系感染这 10 项症状明显缓解。而对照组的症状较前无明显改变。

我们团队倡导的对围绝经期综合征患者进行"健康宣教联合饮食、运动督导模式"可帮助患者缓解绝经相关症状，调整生活模式，平衡膳食，养成规律体育锻炼习惯，提高围绝经期综合征患者的整体健康水平，降低心脑血管疾病及骨质疏松的发病风险。

（席思思　整理）

（5）围绝经期多学科综合管理门诊提供中年女性全生命周期的健康管理

绝经是围绝经期的显著标志，是以卵巢功能衰退为核心、涉及全身多系统多器官的生物学事件。由于该阶段生殖激素的大幅度波动及快速下降，超过半数的中年女性会受到潮热、夜汗、失眠等百余种围绝经期症状的困扰。绝经后诸多老年慢性疾病，如代谢综合征、糖尿病、心血管疾病、骨质疏松、肿瘤等的发生导致女性的健康期望寿命与预期寿命相差了 12.4 年，绝经相关健康问题对中年女性的生活质量造成重要影响。我院因此率先开设围绝经期多学科综合管理门诊，采用三步诊疗法高效诊治围绝经期表现，团体治疗结合个体化指导，为中年女性提供多学科、多层次、全面的保健措施及全方位的生命周期管理。

围绝经期多学科综合管理（multiple disciplinary team，MDT）门诊是以"三级预防"为核心，以妇科专业特色为基础的多学科团队式协作门诊，向围绝经期女性提供全面健康教育与全方位生命周期管理，结合身体测量、常规检查、营养监测、药学服务、运动干预、心理指导等多种方式评估中年女性的身心健康、提高中年女性自我保健意识，及早发现疾病的危险因素和疾病早期状况，从调整生活方式入手，制定个体化的诊疗方案，预防老年慢性疾病的发生，促进女性绝经后生命健康。

围绝经期 MDT 门诊采用三步诊疗法高效诊治围绝经期女性：

1）初诊确定适宜对象，识别同类患者，完善围绝经期 MDT 门诊相关检查，预约围绝经期 MDT 门诊

围绝经期 MDT 门诊实行预约制度，妇科医生或外延团队医生在患者首次就诊时，若患者具有以下特点，可推荐至围绝经期 MDT 门诊就诊：①处于围绝经期或绝经后的 40 ～ 65 岁女性；②有围绝经期症状的女性；③早发性卵巢功能不全或卵巢早衰的女性；④需要盆底肌锻炼指导的女性；⑤有保健需求的女性；⑥妇科良、恶性肿瘤的同步治疗。同时根据患者的健康状态与经济情况为患者开具围绝经期相关的检查处方，围绝经期相关的检查包括基本检查（性激素六项、血生化全项、宫颈癌筛查 TCT 和 / 或 HPV、盆腔彩超、骨密度、乳腺彩超）和备选检查（妇科微生态 / 妇科白带、甲状腺功能五项、餐后 2 小时血糖、糖化血红蛋白、空腹胰岛素、盆底功能评估、心电图、人体成分代谢分析）。告知患者到护士分诊台预约围绝经期 MDT 门诊，护士登记患者的信息，告知围绝经期 MDT 门诊的时间，并发放围绝经期 MDT 门诊健康指导手册。健康指导手册内容包括：围绝经期 MDT 管理的重要性、围绝经期 MDT 门诊流程、围绝经期 MDT 门诊检查项目及检查注意事项、围绝经期 MDT 门诊就诊注意事

项、用药调查表、膳食调查表及围绝经期相关健康科普，围绝经期 MDT 门诊前一天由围绝经期 MDT 护士通知已预约患者按时就诊。

2）复诊参加围绝经期 MDT 门诊，团体治疗结合个体化指导，全面评估围绝经期患者情况

复诊时（初诊后 1 ～ 2 周）参加围绝经期 MDT 门诊，8 点到 9 点由护士对患者进行生命体征测量并指导病案的填写，营养师根据患者的膳食调查表，纠正不合理的饮食习惯、饮食搭配并根据患者的整体健康状况，制定个体化饮食方案；临床药师根据用药调查表进行药物安全信息监测和收集，纠正错误的用药观念，解除患者对药物的顾虑，优化用药，提高用药依从性，避免药物相互作用；9 点到 12 点进行围绝经期相关团体治疗，解答患者的共性问题，包括围绝经期综合保健、围绝经期盆底肌锻炼指导、围绝经期营养指导、围绝经期用药指导及围绝经期运动指导；最后由妇科医生与患者共同参与制定用药及随访方案。

围绝经期团体治疗的主要内容：①围绝经期综合保健。正确认识围绝经期，明确围绝经期的特殊意义；评价围绝经期相关症状的工具及绝经状态判断；围绝经期综合征的临床表现及绝经相关疾病；围绝经期综合征的发病机制；应对围绝经期的正确态度与方法；围绝经期相关化验单的解读与健康指导；围绝经期相关注意事项。②围绝经期盆底肌锻炼指导。正确认识盆底肌的部位与功能；盆底肌功能障碍的原因及危险因素；盆底肌功能障碍的

临床表现；盆底肌功能障碍的治疗方法介绍；盆底肌锻炼指导。③围绝经期营养指导。围绝经期女性的生理和代谢特点；围绝经期女性进行饮食管理的重要性；平衡膳食、营养平衡、食物搭配的原则。如何计算个体所需要的热量；如何解读食品热量标签；食物交换份的计算；常见食品的重量与热量举例。④围绝经期用药指导。如何解读药品说明书；常见药物服用时间、用法的介绍；补钙的注意事项；常见的用药误区；围绝经期相关用药介绍及注意事项。⑤围绝经期运动指导。围绝经期情景健身运动的示范；围绝经期运动类型、时间、强度介绍及注意事项；运动类型与热量消耗举例。⑥围绝经期心理疏导与精神支持。围绝经期女性的身心变化特点；围绝经期女性的智慧；围绝经期女性激素水平变化与行为的关系；应对围绝经期变化的相关措施。

3）随诊评估用药有效性及安全性，落实健康管理行为，进行长期围绝经期管理

参加完围绝经期 MDT 门诊 4～6 周后嘱患者到妇科门诊进行复诊，评估围绝经期药物的有效性及相关不良反应，同时咨询患者营养、运动等健康措施的落实情况，再次告知患者养成健康生活方式的重要性，同时制定后续随访方案。

（毛乐乐　整理）

参考文献

1. Liu M，Wang Y，Li X，et al.A health survey of Beijing middle-aged registered nurses during menopause.Maturitas，2013，74（1）：84-88.

2. Liu P，Yuan Y，Liu M，et al.Factors associated with menopausal symptoms among middle-aged registered nurses in Beijing.Gynecol Endocrinol，2015，31（2）：119-124.

3. 陈桂萍，张婧，卢薇薇，等 . 中年女性医务人员围绝经期综合征患病状况调查 . 中国全科医学，2013，16（23）：2133-2136.

4. Monteleone P，Mascagni G，Giannini A，et al.Symptoms of menopause - global prevalence，physiology and implications.Nat Rev Endocrinol，2018，14（4）：199-215.

5. Sun X，Luo M，Ma M，et al.Ovarian aging：an ongoing prospective community-based cohort study in middle-aged Chinese women.Climacteric，2018，21（4）：404-410.

6. Liu P W，Chen L L，Sun H，et al.Prevalence and related factors of metabolic syndrome in Wuhan urban adults.Chinese Journal of Endocrinology and Metabolism，2006，22（5）：462-463.

7. 刘佩文，陈璐璐，孙晖，等 . 武汉地区成人代谢综合征患病率及相关因素 . 中国内分泌代谢杂志，2006，22（5）：462-463.

8. 黄明爱，方今女，金香春，等 . 延边农村朝鲜族和汉族居民 MS 及其相关因素比较 . 中国临床康复，2006，10（12）：7-9.

9. 脑卒中、冠心病发病危险因素进一步研究协作组，吴桂贤 .11 省市队列人群代谢综合征的流行病学研究 . 中华预防医学杂志，2002，36（5）：298-300.

10. 李津，石一鸣，严晋华，等.广东和江苏两省成年居民代谢综合征患病率和危险因素分析.中华内科杂志，2013，52（8）：659-663.

11. Gierach M，Gierach J，Ewertowska M，et al.Correlation between body mass index and waist circumference in patients with metabolic syndrome.ISRN Endocrinol，2014：514589.

12. Goyal S，Baruah M，Devi R，et al.Study on relation of metabolic syndrome with menopause.Ind J Clin Biochem，2013，28（1）：55-60.

13. Udo T，McKee S A，White M A，et al.Menopause and metabolic syndrome in obese individuals with binge eating disorder.Eat Behav，2014，15（2）：182-185.

14. Irwin D E，Milsom I，Hunskaar S，et al.Population-based survey of urinary incontinence，overactive bladder，and other lower urinary tract symptoms in five countries：results of the EPIC study.Eur Urol，2006，50：1306-1314.

15. Kelleher C，WesLphalen T，Ellsworth P.The emotional burden of overactive bladder（OAB）symptoms on sufferers.Eur Urol Suppl，2005，4：59.

16. Abrams P，Kelleher C J，Kerr LA，et al.Overactive bladder significantly affects quality of life.Am J Manag Care，2000，6（Suppl 11）：S580-S590.

17. Haylen B T，de Ridder D，Freeman R M，et al.An International Urogynecological Association（IUGA）/International Continence Society（ICS）joint report on the terminology for female pelvic floor dysfunction.Int Urogynecol J，2010，21：5-26.

18. Palma T，Raimondi M，Souto S，et al.Correlation between age and overactive bladder symptoms in young women in Brazil.Actas Urol Esp，2013，37：156-161.

19. Zeyi C.Journal of Obstetrics and Gynecology.3rd ed.Beijing：People's Medical

Publishing House, 2007: 2530.

20. Avis N E, Brockwell S, Colvin A.A universal menopausal syndrome? Am J Med, 2005, 118 Suppl 12B: 37-46.

21. Hung M J, Chou C L, Yen T W, et al.Development and validation of the Chinese Overactive Bladder Symptom Score for assessing overactive bladder syndrome in a RESORT study.J Formos Med Assoc, 2013, 112: 276-282.

22. Tao M F, Shao H F, Li C, et al.Correlation between the modified kupperman index and the meno- pause rating scale in Chinese women.Patient prefer adherence, 2013, 7: 223-229.

23. Chen Y, Yu W, Yang Y, et al.Association between overactive bladder and peri-menopause syndrome: a cross-sectional study of female physicians in China.Int Urol Nephrol, 2015, 47: 743-749.

24. Walsh C A, Moore K H.Overactive bladder in women: does low-count bacteriuria matter? A review.Neurourol Urodyn, 2011, 30: 32-37.

25. Milsom I, Coyne K, Sexton C, et al.The impact of OAB on female sexual health: The EpiLUTS study.Int J Gynecol Obstet, 2009, 107 (Suppl 2): S268-S269.

26. Coksuer H, Ercan C M, Halilo lu B, et al.Does urinary incontinence subtype affect sexual function? Eur J Obstet Gynecol Reprod Biol, 2011, 159: 213-217.

27. McCoy N L, Davidson J M.A longitudinal study of the effects of menopause on sexuality.Maturitas, 1985, 7: 203-210.

28. Yip S K, Chan A, Pang S, et al.The impact of urodynamic stress incontinence and detrusor overactivity on marital relationship and sexual function.Am J Obstet Gynecol, 2003, 188: 1244-1248.

29. Gordon D, Groutz A, Sinai T, et al.Sexual function in women attending a urogynecology clinic.Int Urogynecol J Pelvic Floor Dysfunct, 1999, 10: 325-328.

30. Stewart W, Van Rooyen J B, Cundiff G W, et al.Prevalence and burden of overactive bladder in the United States.World J Urol, 2003, 20: 327-336.

31. Liu R T, Chung M S, Lee W C, et al.Prevalence of overactive bladder and associated risk factors in 1359 patients with type 2 diabetes.Urology, 2011, 78: 1040-1045.

32. Fitzgerald M P, Link C L, Litman H J, et al.Beyond the lower urinary tract: the association of urologic and sexual symptoms with common illnesses.Eur Urol, 2007, 52: 407-415.

33. Matthews K A, Abrams B, Crawford S, et al.Body mass index in midlife women: relative influence of menopause, hormone use, and ethnicity.Int J Obes Relat Metab Disord, 2001, 25: 863-873.

34. McGrother C W, Donaldson M M, Hayward T, et al.Urinary storage symptoms and comorbidities: a prospective population cohort study in middle-aged and older women.Age Ageing, 2006, 35: 16-24.

35. Lisabeth L, Bushnell C.Stroke risk in women: the role of menopause and hormone therapy.Lancet Neurol, 2012, 11: 82-91.

36. Trémollières F A, Pouilles J M, Cauneille C, et al.Coronary heart disease risk factors and menopause: a study in 1684 French women.Atherosclerosis, 1999, 142: 415-423.

37. Quinn S D, Domoney C.The effects of hormones on urinary incontinence in postmenopausal women.Climacteric, 2009, 12: 106-113.

中国医学临床百家

38. Lai H, Gardner V, Vetter J, et al.Correlation between psychological stress levels and the sever- ity of overactive bladder symptoms.BMC Urol, 2015, 15: 14.

39. Legendre G, Ringa V, Fauconnier A, et al.Menopause, hormone treatment and urinary incontinence at midlife.Maturitas, 2013, 74 (1): 26-30.

40. Gold E B, Sternfeld B, Kelsey J L, et al.Relation of demographic and lifestyle factors to symptoms in a multiracial/ethnic population of women 40 ～ 55 years of age. Am J Epidemiol, 2000, 152 (5): 463-473.

41. Delanoë D, Hajri S, Bachelot A, et al.Class, gender and culture in the experience of menopause.A comparative survey in Tunisia and France.Soc Sci Med, 2012, 75: 401-409.

42. 中华医学会妇产科学分会绝经学组 . 绝经期管理和激素补充治疗临床应用指南（2012 版）. 中华妇产科杂志, 2013, 48: 795-799.

43. 席思思, 白文佩 . 植物类药物治疗围绝经期综合征的研究进展 . 中国妇产科临床杂志, 2016 (6): 574-576.

44. 席思思, 毛乐乐, 陈醒, 等 . 妇产科医师对激素补充治疗指南认知状况的调查 . 中国妇产科临床杂志, 2017, 18 (6): 547-548.

45. Bai W, Henneicke-von Zepelin H H, Wang S, et al.Efficacy and tolerability of a medicinal product containing an isopropanolic black cohosh extract in Chinese women with menopausal symptoms: a randomized, double blind, parallel-controlled study versus tibolone.Maturitas, 2007, 58 (1): 31-41.

46. 白文佩, 王淑玉, 刘建立, 等 . 莉芙敏片与替勃龙改善围绝经期症状的效果和安全性比较 . 中华妇产科杂志, 2009, 44 (8): 597-600.

47. 席思思, 白文佩 . 植物类药物治疗围绝经期综合征的研究进展 . 中国妇产科临床杂志，2016，17（6）：574-576.

48. Xi S，Liske E，Wang S，et al.Effect of Isopropanolic Cimicifuga racemosa extract on uterine fibroids in comparison with Tibolone among patients of a recent randomized，double blind，parallel-controlled study in Chinese women with menopausal symptoms .Evid Based Complement Alternat Med，2014：717686.

49. Zhang J，Chen G P，Lu W W，et al.Effects of physical exercise on health-related quality of life and blood lipids in perimenopausal women：a randomized placebo-controlled trial.Menopause，2014，2014，21（12）：1269-1276.

50. 邱忠君，马素慧，李丹，等 .运动疗法对围绝经期妇女综合征及生活质量的影响 .中国妇幼保健，2013，28（08）：1301-1303+1312.

51. 曹晓航，拜争刚，高彩云，等 .瑜伽缓解围绝经期失眠症状有效性的 meta 分析 .中国计划生育学杂志，2018，26（02）：86-90.

52. Newton K M，Reed S D，Guthrie K A，et al.Efficacy of yoga for vasomotor symptoms：a randomized controlled trial.Menopause，2014，21（4）：339-346.

53. Woods N F，Mitchell E S，Schnall J G，et al.Effects of mind-body therapies on symptom clusters during the menopausal transition.Climacteric，2014，17（1）：10-22.

54. 郑秀慧，陈长香 .聆听音乐及音乐运动疗法在改善护士围绝经期综合征中的应用效果 .山西医药杂志，2014，43（09）：989-991.

55. 易淑明，谭爱清 .音乐运动疗法改善围绝经期综合征的疗效观察 .中国循证医学杂志，2013，13（08）：943-946.

56. 中华预防医学会妇女保健分会更年期保健学组 .更年期妇女保健指南（2015年）.实用妇科内分泌杂志（电子版），2016，3（02）：21-32.

57. 陈金鳌，白亚兵，金奕，等.不同运动方式对更年期女性身心健康的影响.北京体育大学学报，2017，40（02）：62-67.

58. 周先进，李程秀，周兰，等.体育舞蹈对绝经女性激素、血脂、免疫及骨密度相关指标的影响.辽宁体育科技，2012，34（02）：34-36.

59. 肖微，周俊，章文春.运动干预女性围绝经期综合征疗效系统评价.辽宁中医药大学学报，2016，18（11）：131-135.

60. El Shafie K，AI Farsi Y，AI Zadjali N，et al.Menopausal symptoms among healthy，middle-aged Omani women as assessed with the Menopause Rating Scale. Menopause，2011，18（10）：1113-1119.

61. Kim M J，Cho J，Ahn Y，et al.Association between physical activity and menopausal symptoms in perimenopausal women.BMC Womens Health，2014，14：122.

62. 裘鹏.瑜伽练习对缓解更年期女性更年期症状困扰的效果研究.中国妇幼保健，2014，29（22）：3580-3583.

63. Jull J，Stacey D，Beach S，et al.Lifestyle interventions targeting body weight changes during the menopause transition：a systematic review.J Obes，2014：824310.

64. Courneya K S，Rogers L Q，Campbell K L，et al.Top 10 research questions related to physical activity and cancer survivorship.Res Q Exerc Sport，2015，86（2）：107-116.

65. Liu M，Wang Y，Li X，et al.A health survey of Beijing middle-aged registered nurses during menopause.Maturitas，2013，74（1）：84-88.

66. Borkoles E，Reynolds N S，Chantal F，et al.Relationship between Type-D personality，physical activity behaviour and climacteric symptoms.BMC Womens

Health，2015，15：18.

67. Buchanan D T，Landis C A，Hohensee C，et al.Effects of Yoga and aerobic exercise on actigraphic sleep parameters in menopausal women with hot flashes.J Clin Sleep Med，2017，13（1）：11-18.

68. 杨念恩.不同方式运动对生长期小鼠骨合成代谢和 Wnt 信号通路的影响.上海：华东师范大学，2014.

69. Xi S，Mao L，Chen X，et al.Effect of health education combining diet and exercise supervision in Chinese women with perimenopausal symptoms：a randomized controlled trial .Climacteric，2017，20（2）：151-156.

70. 席思思，胡哲文，白文佩.更年期患者膳食结构及饮食指导的必要性分析.中国妇幼健康研究，2017，28（8）：989-991，1016.

71. 中华医学会妇产科学分会绝经学组.绝经期管理与激素补充治疗临床应用指南（2012 版）.中华妇产科杂志，2013，48（10）：795-799.

72. 中华医学会妇产科学分会绝经学组.绝经相关激素补充治疗的规范诊疗流程.中华妇产科杂志，2013，48（2）：155-158.

73. Lobo R A，Davis S R，De Villiers T J，et al.Prevention of diseases after menopause.Climacteric，2014，17（5）：540-556.

74. 李成福，刘鸿雁，梁颖，等.健康预期寿命国际比较及中国健康预期寿命预测研究.人口学刊，2018，40（1）：5-17.

75. 白文佩，毛乐乐.更年期多学科综合管理门诊的流程与管理.山东大学学报（医学版），2019，57（02）：35-39.

76. 谢梅青，陈蓉，任慕兰.中国绝经管理与绝经激素治疗指南（2018）.协和医学杂志，2018，9（06）：512-525.

出版者后记
Postscript

　　科学技术文献出版社自 1973 年成立即开始出版医学图书，40 余年来，医学图书的内容和出版形式都发生了很大变化，这些无一不与医学的发展和进步相关。《中国医学临床百家》从 2016年策划至今，感谢 600 余位权威专家对每本书、每个细节的精雕细琢，现已出版作品近百种。2018 年，丛书全面展开学科总主编制，由各个学科权威专家指导本学科相关出版工作，我们以饱满的热情迎来了《中国医学临床百家》丛书各个分卷的诞生，也期待着《中国医学临床百家》丛书的出版工作更加科学与规范。

　　近几年，中国的临床医学有了很大的发展，在国际医学领域也开始崭露头角。以北京天坛医院牵头的 CHANCE 研究成果改写美国脑血管病二级预防指南为标志，中国一批临床专家的科研成果正在走向世界。但是，这些权威临床专家的科研成果多数首先发表在国外期刊上，之后才在国内期刊、会议中展现。如果出版专著，又为多人合著，专家个人的观点和成果精华被稀释。为改变这种零落的展现方式，作为科技部所属的唯一一家出版机构，我们有责任为中国的临床医生提供一个系统展示临床研究成果的舞台。为此，我们策划出版了这套高端医学专著——《中国医学临床百家》丛书。

"百家"既指临床各学科的权威专家，也取百家争鸣之义。

丛书中每一本书阐述一种疾病的最新研究成果及专家观点，按年度持续出版，强调医学知识的权威性和时效性，以期细致、连续、全面展示我国临床医学的发展历程。与其他医学专著相比，本丛书具有出版周期短、持续性强、主题突出、内容精练、阅读体验佳等特点。在图书出版的同时，同步通过万方数据库等互联网平台进入全国的医院，让各级临床医师和医学科研人员通过数据库检索到专家观点，并能迅速在临床实践中得以应用。

在与作者沟通过程中，他们对丛书出版的高度认可给了我们坚定的信心。北京协和医院邱贵兴院士说"这个项目是出版界的创新……项目持续开展下去，对促进中国临床学科的发展能起到很大作用"。中国人民解放军第二军医大学孙颖浩校长表示"我鼓励我国的泌尿外科医生把自己的创新成果和宝贵的经验传播给国内同行，我期待本丛书的出版"；北京大学第一医院霍勇教授认为"百家丛书很有意义"。我们感谢这么多临床专家积极参与本丛书的写作，他们在深夜里的奋笔，感动着我们，鼓舞着我们，这是对本丛书的巨大支持，也是对我们出版工作的肯定，我们由衷地感谢作者的支持与付出！

在传统媒体与新兴媒体相融合的今天，打造好这套在互联网时代出版与传播的高端医学专著，为临床科研成果的快速转化服务，为中国临床医学的创新及临床医师诊疗水平的提升服务，我们一直在努力！

科学技术文献出版社

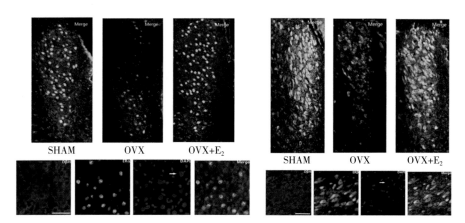

SHAM   OVX   OVX+E$_2$ SHAM   OVX   OVX+E$_2$

彩插 1　蓝斑区 DβH 与 ERα（左）和 ERβ（右）共定位情况（见正文 P006）

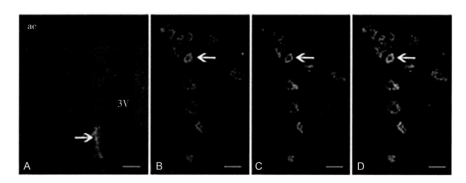

向下丘脑视前区 VMPO 核团注射逆行示踪剂 CTB（红色，A）后，可在蓝斑观察到有示踪剂的分布（B），同时以 DβH（绿色荧光，C）标记去甲肾上腺素能神经元，发现二者可在蓝斑共定位（D）。

彩插 2　下丘脑－蓝斑逆行示踪（见正文 P007）

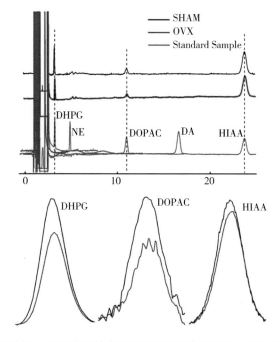

彩插 3　下丘脑视前区 MPA 核团透析液去甲肾上腺素代
谢物 DHPG 浓度（见正文 P007）

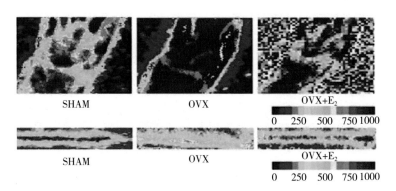

彩插 4　大鼠爪垫（上）及尾部（下）血流（见正文 P010）

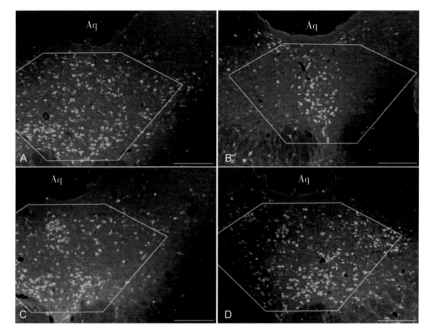

A：SHAM 组；B：OVX 组；C：OVX+E₂ 组；D：OVX+iCR 组。可见大鼠去卵巢后 5-HT 阳性神经元减少，戊酸雌二醇和莉芙敏治疗后得到恢复。

彩插 5　低雌激素状态下 5-HT 阳性神经元在中缝背核的分布（见正文 P013）

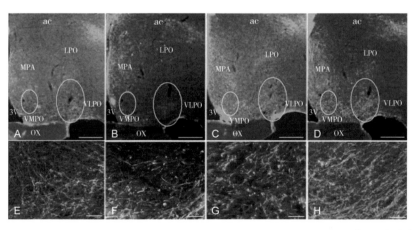

A：SHAM 组；B：OVX 组；C：OVX+E₂ 组；D：OVX+iCR 组；E：SHAM 组 VLPO 核团局部放大；F：OVX 组 VLPO 核团局部放大；G：OVX+E₂ 组 VLPO 核团局部放大；H：OVX+iCR 组 VLPO 核团局部放大。可见大鼠去卵巢后 5-HT 阳性神经纤维数量减少，雌激素和莉芙敏治疗后得到恢复（VMPO：腹正中核；VLPO：腹外侧核）。

彩插 6　低雌激素状态下 5-HT 阳性神经元在中缝背核的分布（见正文 P014）

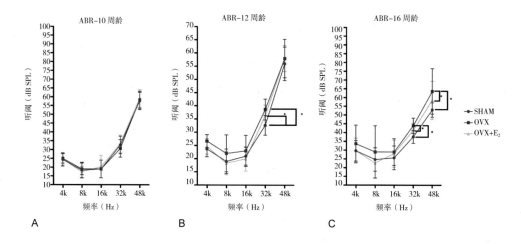

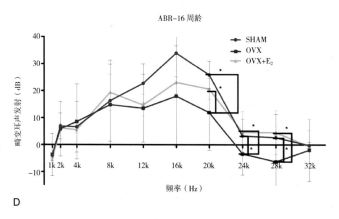

ABR-纯音测听中（A、B、C），OVX组与SHAM组和OVX+E$_2$组大鼠对比。在10周、12周时听力无变化，而16周后高频听力存在明显差异（$P < 0.05$）；D：OVX组，DPOAE水平随着发射频率升高而减弱，与SHAM组和OVX+E$_2$组对比具有明显差异（$P < 0.05$）。*$P < 0.05$。

彩插7　不同周龄大鼠的纯音频率与畸变耳声发射组间比较（见正文P022）

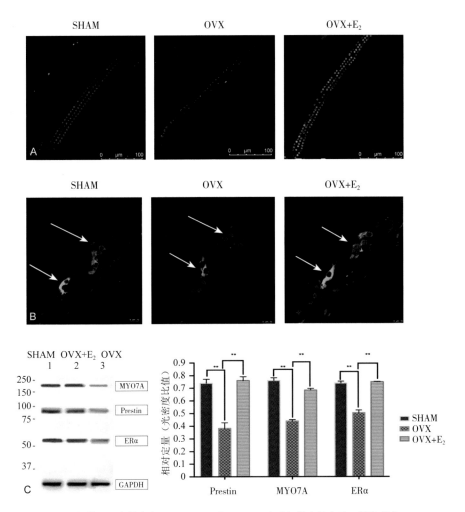

A：ERα 在耳蜗外毛细胞的表达；B：Prestin 和 MYO7A 在毛细胞中的表达，绿色荧光 MYO7A，
红色荧光 Prestin；C：ERα、Prestin 和 MYO7A 在耳蜗内相对定量（**$P < 0.01$）。

彩插 8　Prestin 和 MYO7A 在耳蜗内表达位置与相对定量（见正文 P024）

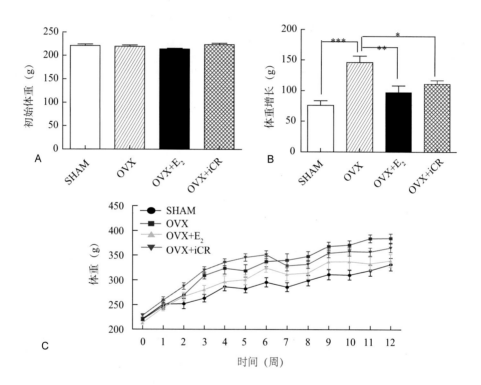

A：治疗前四组大鼠的初始体重（*n*=10/组）；B：治疗 3 个月后四组大鼠的体重增加量（*n*=10/组）；
C：在药物治疗过程中的体重变化趋势（*$P < 0.05$，**$P < 0.01$，***$P < 0.0001$，*n*=10/组）。

彩插 9　治疗前后四组大鼠体重增长分析（见正文 P040）

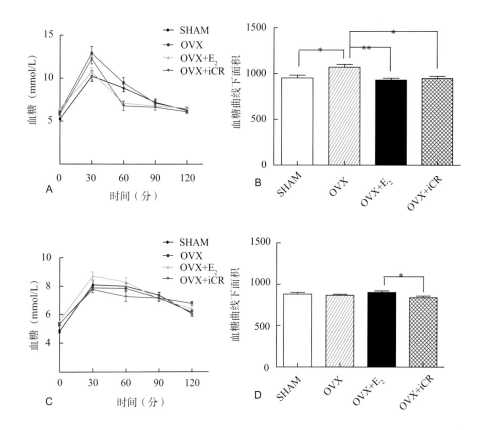

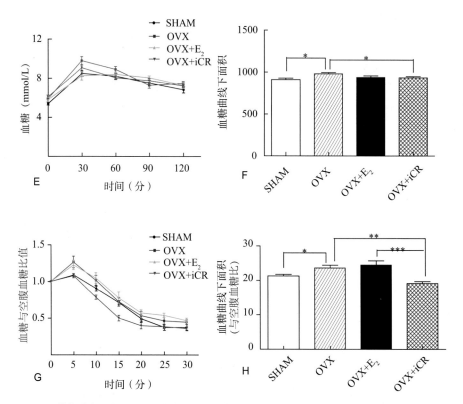

A：经过药物治疗 1 个月，四组大鼠 OGTT 血糖变化曲线；B：经过药物治疗 1 个月，四组大鼠 OGTT 血糖变化曲线下面积的统计分析；C：经过药物治疗 2 个月，四组大鼠 OGTT 血糖变化曲线；D：经过药物治疗 2 个月，四组大鼠 OGTT 血糖变化曲线下面积的统计分析；E：经过药物治疗 3 个月，四组大鼠 OGTT 血糖变化曲线；F：经过药物治疗 3 个月，四组大鼠 OGTT 血糖变化曲线下面积的统计分析；G：经过药物治疗 1.5 个月，四组大鼠 ITT 血糖变化曲线；H：经过药物治疗 1.5 个月，四组大鼠 ITT 血糖变化曲线下面积的统计分析

（*P < 0.05，**P < 0.01，***P < 0.0001，n=10/ 组）。

彩插 10　治疗后 OGTT 和 ITT 的分析（见正文 P045）

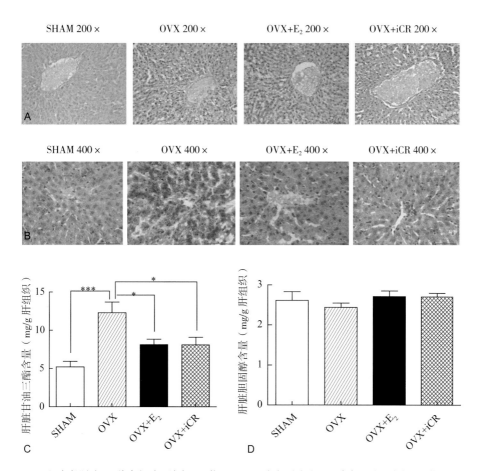

A：四组大鼠肝脏 HE 染色切片，放大 200 倍；B：四组大鼠肝脏油红 O 染色切片，放大 400 倍；C：四组大鼠肝脏中甘油三酯的含量；D：四组大鼠肝脏中胆固醇的含量。$*P < 0.05$，$***P < 0.0001$。

彩插 11　肝脏 HE 和油红 O 染色及肝脏中甘油三酯与胆固醇的含量分析（见正文 P047）

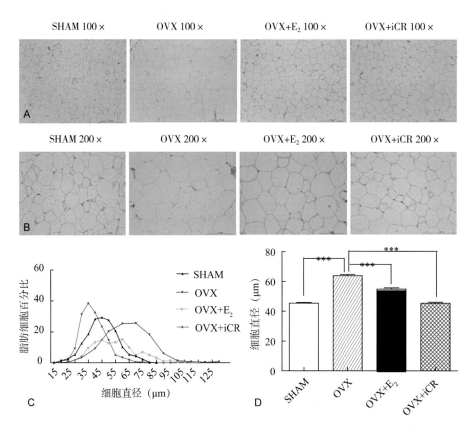

A：四组大鼠脂肪 HE 切片，放大 100 倍标尺；B：四组大鼠脂肪 HE 切片，放大 200 倍标尺；
C：脂肪细胞大小的分布曲线；D：四组脂肪细胞平均直径的统计分布（*$P < 0.05$，**$P < 0.01$，
***$P < 0.0001$，$n=10$/ 组）。

彩插 12　脂肪的 HE 染色和脂肪细胞大小的分析（见正文 P048）

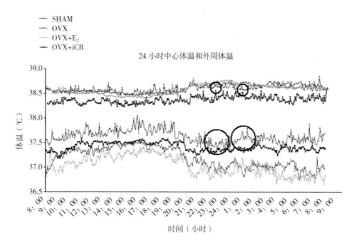

彩插 13　四组大鼠 24 小时实时动态体温变化图（见正文 P053）

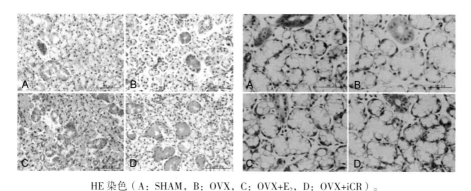

HE 染色（A：SHAM，B：OVX，C：OVX+E₂，D：OVX+iCR）。

彩插 14　颌下腺（左侧）和舌下腺（右侧）（见正文 P058）

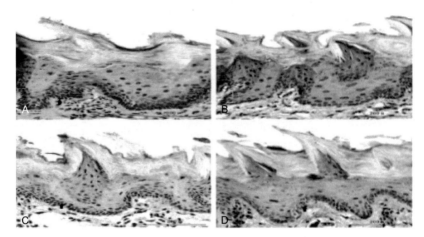

A：SHAM，B：OVX，C：OVX+E$_2$，D：OVX+iCR。

彩插 15　大鼠舌背黏膜 TUNEL 染色（见正文 P060）

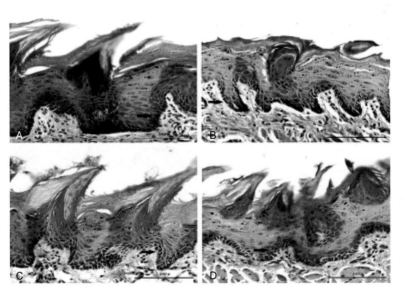

A：SHAM，B：OVX，C：OVX+E$_2$，D：OVX+iCR。

彩插 16　舌背黏膜 HE 染色（见正文 P061）

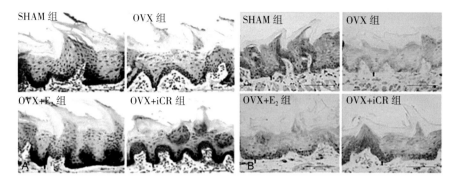

A：大鼠 PCNA 免疫组化染色，B：EGF 免疫组化染色。

彩插 17　大鼠 PCNA 免疫组化染色结果（见正文 P062）

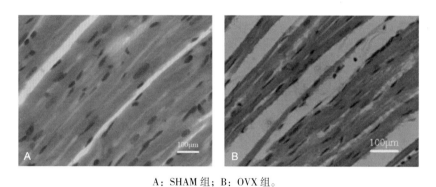

A：SHAM 组；B：OVX 组。

彩插 18　低雌激素状态下大鼠心肌细胞形态比较（HE×400）（见正文 P066）

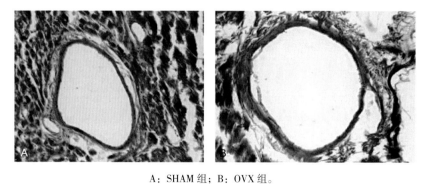

A：SHAM 组；B：OVX 组。

彩插 19　大鼠心脏小动脉周围胶原改变（Masson×400）（见正文 P066）

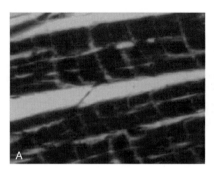
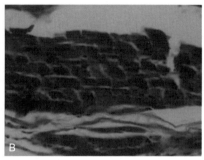

A：SHAM 组；B：OVX 组，蓝色部位为胶原组织。

彩插 20　大鼠心脏胶原改变（Masson×400）（见正文 P066）

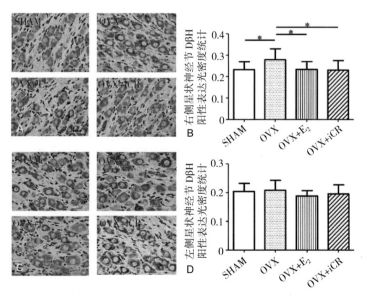

A、B：免疫组织化学法检测各组大鼠右侧星状神经节 DβH 表达量；C、D：免疫组织化学法检测
各组大鼠左侧星状神经节 DβH 表达量（*P < 0.05）。

彩插 21　各组星状神经节 DβH 表达量（见正文 P070）

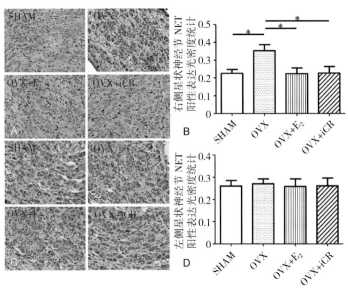

A、B：免疫组织化学法检测各组大鼠右侧星状神经节 NET 表达量；C、D：免疫组织化学法检测各组大鼠左侧星状神经节 NET 表达量（*$P < 0.05$）。

彩插 22　各组星状神经节 NET 表达量（见正文 P070）